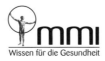

Satt essen und abnehmen

Individuelle Ernährungsumstellung ohne Diät

V. Schusdziarra | M. Hausmann
Else-Kröner-Fresenius-Zentrum für Ernährungsmedizin | TU München

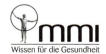

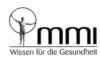
Wissen für die Gesundheit

Verlag	Medizinische Medien Informations GmbH Am Forsthaus Gravenbruch 7 63263 Neu-Isenburg Fon +49(0) 61 02 502-0 Fax +49(0) 61 02 53 77 9 E-Mail: bestellservice@mmi.de www.mmi.de
Autoren	Prof. Dr. V. Schusdziarra, M. Hausmann, Else-Kröner-Fresenius-Zentrum für Ernährungsmedizin, Klinikum rechts der Isar, TU München Ismaninger Str. 22 81675 München E-Mail: volker.schusdziarra@lrz.tum.de
Grafische Umsetzung	Oxana Rödel | www.absatz-dtp-service.de
Druck	parzeller Druck- und Mediendienstleistung GmbH & Co. KG 36043 Fulda

Printed in Germany | 2010

2. Auflage, unveränderter Nachdruck
ISBN 978-3-87360-072-0

© Medizinische Medien Informations GmbH
Alle Rechte, insbesondere das Recht der Vervielfältigung,
Verbreitung und Übersetzung vorbehalten. Kein Teil
des Werkes darf in irgendeiner Form ohne schriftliche
Genehmigung des Verlages reproduziert oder
in Datenverarbeitungsanlagen gespeichert werden.

Inhalt

Vorwort 6

Einleitung 7

Sättigung

Wie entstehen Sättigung und Hunger? . . . 8

Wo entstehen Sättigungssignale 9

Welche Rolle spielt der Kaloriengehalt
einer Mahlzeit für die Sättigung? 11

Bewusstsein und Erfahrung überrollen
die inneren Sättigungssignale 16

Glykämischer Index oder Energiedichte

Welcher Faktor ist wichtiger
beim Abnehmen? 17

Fettabbau und Bewegung

Kohlenhydrate, Fettabbau und
Bewegung 20

Sättigung und flüssige Kalorien

Das besondere Problem 23

Wodurch entsteht Übergewicht? 25

Wie viel darf gegessen werden? 26

Die Bedeutung des Ernährungs-protokolls

Das Ernährungsprotokoll –
Grundlage für erfolgreiches
Abnehmen 28

1. Die Ermittlung der bisherigen
Essgewohnheiten 28

2. Kontrolle der individuellen
Ernährungsumstellung 29

Welche Lebensmittel sind die wesentlichen Energielieferanten? 38

Frühstück

Brotesser 41

Müsli-Esser 51

Warme Hauptmahlzeiten

Fleisch 53

Fisch 54

Beilagen (Gemüse / Salat / Dressings) 55

Kohlenhydratbeilage 57

Soßen 58

Kohlenhydratreiche Hauptgerichte 60

Aufläufe 62

Pizza 66

Eierspeisen 68

Eintöpfe und Pfannengerichte 69

Pfannengerichte 71

Suppen 72

Desserts 73

Kalte Mahlzeiten (Brotzeiten) 76

Salat als Hauptmahlzeit 79

Kuchen und Gebäck 80

Knabbereien und Naschereien 83

Getränke 84

Vorgefertigte Speisen

Fertiggerichte 86

Essen außer Haus 86

Fast-Food 86

Anhang 1

Energiedichtetabellen 90

Anhang 2

Ernährungsprotokoll 118

Glossar 127

Vorwort – 2. Auflage

Wir essen, um das unangenehme Gefühl des Hungers durch wohltuende Sättigung zu verdrängen. Dank des technischen Fortschritts und der wirtschaftlichen Situation sind die Menschen, zumindest in den hochentwickelten Ländern dieser Erde, in der glücklichen Lage, diesen Vorgang täglich beliebig oft zu wiederholen. Die dermaßen erzielte Steigerung der Lebensqualität hat, wie wir inzwischen haben erkennen müssen, aber auch ihren Preis. Übergewicht und daraus resultierende gesundheitliche Probleme sind die Folge.

Für die Bekämpfung des Übergewichts werden immer wieder neue Diäten erfunden und alte aufs Neue angepriesen. Die Entwicklung der letzten Jahrzehnte zeigt aber deutlich, dass die Diätmaßnahmen nur kurzfristig das Körpergewicht verringern, aber nicht von nachhaltiger Wirkung sind. Das ist auch nicht weiter verwunderlich, wenn man bedenkt, dass mit jeder Form von Diät der Versuch unternommen wird, Millionen von Menschen an eine einzige Ernährungsform anzupassen.

Die individuellen Essgewohnheiten der Menschen sind jedoch stark unterschiedlich und auch Kleinigkeiten können für das subjektive Empfinden der Essensqualität von großer Bedeutung sein. Um langfristig wirksame Veränderungen des Gewichtsproblems zu erzielen ist es deshalb notwendig, nicht die Menschen der Diät, sondern die Ernährung den individuellen Essgewohnheiten der Menschen anzupassen. Die Vorgaben dabei sind eine ausreichende Reduktion der Kalorienaufnahme, um abnehmen zu können sowie eine ausreichend große Essensmenge, um satt werden zu können.

Das vorliegende Buch soll Ihnen Hilfestellung geben, wie Sie die Verbindung dieser Vorgaben erreichen können und dabei nicht nur akut Gewicht verlieren, sondern dies auch langfristig aufrechterhalten können.

Die Resonanz auf die 1. Auflage dieses Buches hat gezeigt, dass sehr viele Patienten mit dem Konzept einer reduzierten Energiedichte, in Verbindung mit individueller Ernährungsumstellung, sehr erfolgreich ihr Gewicht reduziert haben. Die 2. Auflage ist notwendig geworden, aufgrund neuer Entwicklungen im Bereich der Fleisch- und Wurstwaren.

Neue Techniken der Fleischverarbeitung ermöglichen, Produkte mit sehr viel niedrigerer Energiedichte als bisher zu erzeugen. Gerade in diesem Bereich waren die Alternativen, die als Brotbelag, Hauptmahlzeit oder Schnellimbiss zur Verfügung standen, sehr begrenzt. Die Kalorienaufnahme durch Wurstbrote, Leberkässemmeln oder Bratwürste – alles Produkte die gerne und häufig verzehrt werden – kann jetzt bis zu 50 % reduziert werden.

Im ersten Teil des Buches finden Sie einige grundsätzliche Ausführungen zur Regulation der Nahrungsaufnahme. Anschließend finden Sie konkrete Vorschläge zur Ernährungsumstellung für die verschiedenen Mahlzeiten, gefolgt von ausführlichen Energiedichtetabellen, gegliedert nach Lebensmittelgruppen. Möchten Sie sich gleich den konkreten Essenvorschlägen zuwenden, können Sie ohne Probleme den ersten Teil überspringen und gegebenenfalls zu einem späteren Zeitpunkt lesen.

Besonders danken möchten wir unseren Patienten, durch deren Behandlung wir sehr viel gelernt haben und sicher auch weiterhin lernen werden.

Prof. Dr. med. V. Schusdziarra
und M. Hausmann

Einleitung

Der griechische Philosoph Heraklit ist vor rund 2500 Jahren zu der Erkenntnis gelangt, dass wir essen müssen, um zu leben, aber, dass wir nicht leben, um zu essen. In den letzten 50 Jahren ist, zumindest in den Industrienationen auf dieser Erde, das Essen als wesentlicher Bestandteil eines allgemeinen Lebensgenusses zunehmend in den Vordergrund gerückt, was nicht ohne Folgen für die stetig ansteigende Entwicklung unseres Körpergewichtes geblieben ist.

Einer der ganz wesentlichen Gründe für den Verzehr von Speisen jeglicher Art ist der Wunsch, das Hungergefühl durch das wesentlich angenehmere Gefühl der Sättigung zu verdrängen. Es ist verbunden mit einem angenehmen Füllungsgefühl im Bauch, Zufriedenheit, einem geringen Grad an Trägheit, Entspanntheit etc. Aufgrund dieser insgesamt positiven Empfindungen möchten wir auf das Gefühl des Sattseins nur ungern verzichten. Das bedeutet, alle Ratschläge zur Vermeidung oder zur Bekämpfung des Übergewichtes können nur dann langfristig erfolgreich sein, wenn dieser Punkt besondere Berücksichtigung erfährt.

Sättigung

Wie entstehen Sättigung und Hunger?

Wie in Abb. 1 dargestellt, erreichen wir das maximale Gefühl von Sättigung innerhalb von 30–45 Minuten nach Nahrungsaufnahme, welches dann über die folgenden Stunden wieder abklingt. Genau umgekehrt verhält sich das Hungergefühl, das zunächst mit Beginn des Essens rasch abnimmt um dann im weiteren Verlauf wieder zu dem ursprünglichen Zustand zurückzukehren. Dieses Auf und Ab von Hunger und Sättigung wird durch zahlreiche Faktoren, die im Folgenden kurz dargestellt werden, gesteuert.

Die Regulation der Nahrungsaufnahme erfolgt durch ein Zusammenspiel von Magen, Gehirn und Fettgewebe (Abb. 2). Die **akute Regulation** der Nahrungsaufnahme durch die bereits erwähnten Hunger-und Sättigungsgefühle, die innerhalb von wenigen Stunden mehrfach am Tage auftreten, wird durch das Zusammenspiel zwischen

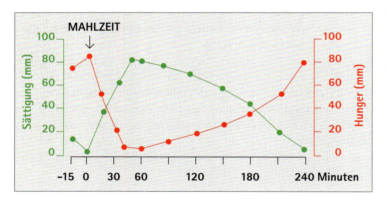

Abb. 1: Darstellung des Hunger- und Sättigungsgefühls vor sowie nach Verzehr einer Mahlzeit.

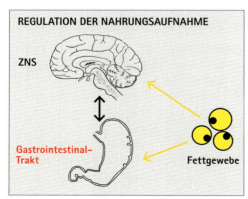

Abb. 2: Schematische Darstellung der Organe, die an der Regulation der Nahrungsaufnahme beim Menschen beteiligt sind. Es besteht ein enges Wechselspiel zwischen Magen und Gehirn, welches durch Hormone des Fettgewebes kontrolliert wird.

Magen und Gehirn gesteuert. Dieses akute Regulationssystem wird durch Hormone des Fettgewebes kontrolliert. Der Ernährungszustand des Körpers und das Ausmaß der vorhandenen Energiereserven spiegeln sich in der Menge des Fettgewebes wider. Bei zunehmender Fettmenge und damit einer größeren Energiereserve kann die weitere Nahrungsaufnahme gedrosselt werden, um einen übermäßigen Gewichtszuwachs langfristig zu vermeiden. Diese Rückkoppelung ist bei adipösen Menschen gestört und funktioniert nicht mehr optimal.

Wo entstehen Sättigungssignale?

Sättigungssignale werden beim Menschen akut durch Füllung und Dehnung des Magens aktiviert. Die Dehnung der Magenwand führt zu einer Stimulation von Nervenbahnen (Vagus-Nerv), die diese Information vom Magen zum Gehirn leiten. Im Bereich des Zwischenhirns (Hypothalamus) werden dann Botenstoffe aktiviert, die zu einer Unterbrechung der Nahrungsaufnahme führen. Nachdem das Maximum der Sättigung erreicht ist, nimmt die Ausschüttung dieser sättigend wirkenden Botenstoffe wieder ab und das Hungergefühl kehrt allmählich zurück. Zur Aktivierung des Hungergefühls trägt ein Hormon bei, das im Magen produziert wird: Ghrelin stimuliert den Appetit und die Nahrungsaufnahme. Mit Beginn des Essens, wird die Freisetzung aus dem Magen zunächst gehemmt. Nach ca. 1½ – 2 Stunden beginnt die Ghrelin-Sekretion wieder anzusteigen. Ghrelin aktiviert im Zwischenhirn eine andere Gruppe von appetitstimulierenden Botenstoffen, die die Nahrungsaufnahme anregen. Letztendlich entscheidet das Verhältnis zwischen den sättigenden und den appetitstimulierenden Botenstoffen darüber, ob wir Hunger verspüren oder ob wir satt sind (Abb. 3, siehe nächste Seite).

SÄTTIGUNG

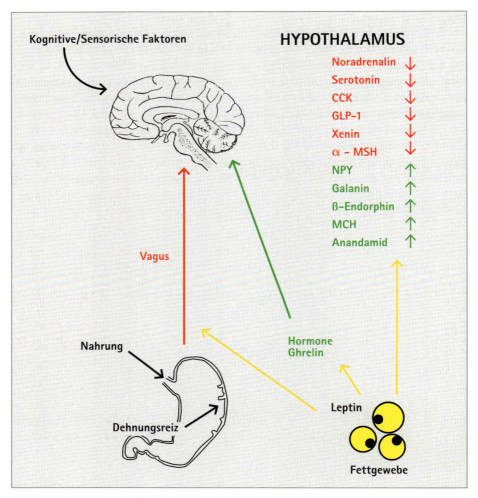

Abb. 3: Schematische Darstellung der an der Regulation der Nahrungsaufnahme beteiligten Faktoren. Die Nahrung löst im Magen einen Dehnungsreiz aus. Dieser aktiviert Nervenfasern, die vom Magen zum Zwischenhirn ziehen und dort die Überträgersubstanzen freisetzen, die Sättigung signalisieren und letztlich dazu führen, dass die Nahrungsaufnahme gehemmt wird (rote Gruppe). Wenn im weiteren Verlauf die Sättigung abklingt und das Hungergefühl wieder auftritt, geschieht dies durch die Aktivierung des Hormons Ghrelin, das aus den Magen freigesetzt wird und zu einer Stimulation von appetitanregenden Botenstoffen im Zwischenhirn beiträgt (grüne Gruppe). Zu dieser Gruppe gehören Substanzen wie ß-Endorphin, das Opiatrezeptoren im Gehirn aktiviert oder auch das Anandamid, das den Haschischrezeptor aktiviert. Dieses System wird kontrolliert durch das vom Fettgewebe freigesetzte Hormon Leptin. Kognitive und sensorische Faktoren, also das was wir über das Essen wissen, sehen, riechen, schmecken, können dieses Regulationssystem leicht aus dem Gleichgewicht bringen.

SÄTTIGUNG

Welche Rolle spielt der Kaloriengehalt einer Mahlzeit für die Sättigung?

Eine entscheidende Frage ist natürlich, ob wir in der Lage sind, auch den Energiegehalt einer Mahlzeit wahrzunehmen und darauf die Menge der Nahrungsaufnahme abzustimmen. Dies ist leider nicht der Fall. Die Nährstoffe, die im Essen enthalten sind, beeinflussen in geringem Maße das Appetit- und Sättigungsverhalten. Mehr als 80 % der Sättigung sind bedingt durch das Volumen der Mahlzeit und die dadurch hervorgerufene Dehnung der Magenwand. Abb. 4–7 verdeutlichen, dass für die Kalorienaufnahme die Energiedichte einer Mahlzeit von ganz entscheidender Bedeutung ist. Sie ist definiert als die Menge an Kilokalorien, die in einem Gramm des essbaren Lebensmittels enthalten ist und wird mit kcal/g abgekürzt.

Energiedichte = Kilokalorie pro Gramm essbarem Lebensmittel

Je mehr Kalorien in derselben Menge eines Lebensmittels enthalten sind, desto größer ist die Energieaufnahme bei gleichem Sättigungseffekt. Betrachtet man die Energieaufnahme beim Verzehr sättigender Mengen von Schnitzel, Obst oder Gemüse, lässt sich sehr leicht erkennen, dass aufgrund der extrem geringen Energiedichte des Gemüses die Sättigung mit lediglich 150 kcal erreicht wurde. Beim Schnitzel war die Sättigung mit einer Aufnahme von 550 kcal verbunden (Abb. 4).

Die Steigerung der Kalorienzufuhr wird besonders schnell erreicht, wenn das Essen größere Mengen an Fett enthält. Fett hat eine Energiedichte von 9 kcal/g, während Eiweiß und Kohlenhydrate lediglich 4 kcal/g enthalten. Isst man nur Brot bis zum Eintreten der Sättigung, verzehrt man rund 500 kcal (Abb. 5). Reduziert man den Brotanteil zugunsten von Leberwurst, führt dies zu einer deutlich höheren Kalorienauf-

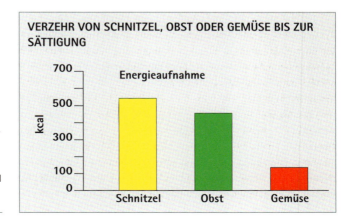

Abb. 4: Der Verzehr von Schnitzel, Obstsalat oder Gemüseplatte bis zum Erreichen der Sättigung, führt zu einer Aufnahme vergleichbarer Nahrungsmengen des jeweiligen Lebensmittels. Die Energieaufnahme ist jedoch aufgrund der geringeren Energiedichte von Obst und Gemüse deutlich geringer.

SÄTTIGUNG

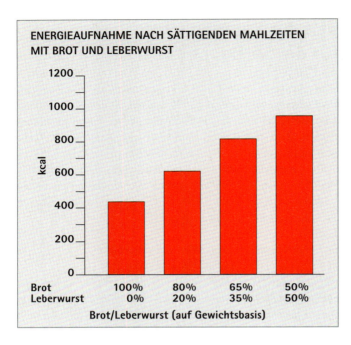

Abb. 5: Energieaufnahme nach sättigenden Mahlzeiten von Brot und Leberwurst. Die Leberwurstbrote wurden bis zum Erreichen eines zufriedenstellenden Sättigungsgefühls verzehrt. Der Brotanteil wurde von 100 auf 50 % reduziert und dementsprechend der Leberwurstanteil erhöht. Je höher der Leberwurstanteil mit der entsprechend höheren Energiedichte, desto größer die pro Mahlzeit aufgenommene Kalorienmenge.

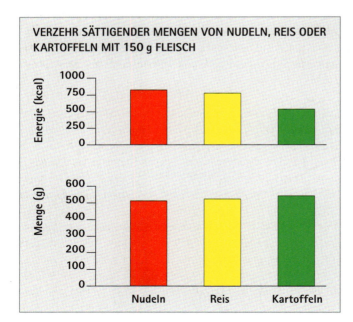

Abb. 6: Verzehr sättigender Mengen von Nudeln, Reis oder Kartoffeln, zusammen mit 150 g Schnitzel. Parallel zum Fleischanteil wurden die Kohlenhydratbeilagen bis zum Eintritt der Sättigung nach belieben verzehrt. Die Menge der Kohlenhydratbeilagen war vergleichbar hoch. Aufgrund der unterschiedlichen Energiedichte war jedoch die Kalorienaufnahme durch die Kartoffeln deutlich geringer (–200 kcal).

nahme, mit steigendem Leberwurstanteil. Bei allen Mahlzeiten ist das Erreichen der Sättigung für die Beendigung des Essens ausschlaggebend. Auch Kohlenhydrate wirken unterschiedlich, je nachdem in welchen Lebensmitteln sie enthalten sind. Vergleicht man kohlenhydratreiche Beilagen miteinander wie Kartoffeln, Reis oder Nudeln, die als Sättigungsbeilagen zu 150 g Schnitzel verzehrt werden, stellt man fest, dass die gegessene Menge sehr ähnlich ist.

Aufgrund der geringeren Energiedichte der Kartoffel ist jedoch die Kalorienaufnahme deutlich geringer im Vergleich zu Reis oder Nudeln (Abb. 6). Auch Brot ist aufgrund seiner hohen Energiedichte, bedingt durch den geringen Wassergehalt (38%) verantwortlich für eine hohe Kalorienaufnahme. Dies gilt insbesondere im Vergleich zu Fleisch, wie Abb. 7 illustriert. Der Einfluss auf die Sättigung ist bei beiden Lebensmitteln nicht unterschiedlich.

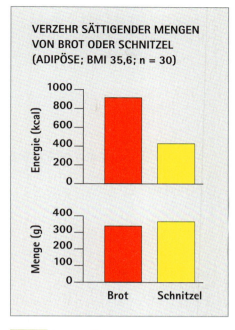

Abb. 7: Auch bei Übergewichtigen und Adipösen zeigt sich, dass die Essensmenge bis zum Eintritt der Sättigung bei einer kohlenhydratreichen Mahlzeit (Brot) identisch zu einer eiweißreichen Fleischmahlzeit (Schnitzel) ist. Aufgrund der geringeren Energiedichte von Fleisch ist die Kalorienaufnahme aber nur annähernd halb so groß.

Die Tatsache, dass unsere Nahrungsaufnahme mehr durch die Menge des Essens als durch den Kaloriengehalt bestimmt wird, zeigt sich auch bei der Auswertung von 2800 Ernährungsprotokollen übergewichtiger und adipöser Patienten. Die Menge der Nahrungsaufnahme zeigt einen deutlichen Gipfel bei 1000–1200 g, während die Kalorienaufnahme eine wesentlich breitere Streuung über einen großen Energiebereich aufweist (Abb. 8).

Es stellt sich auch immer wieder die Frage, inwieweit der Energiegehalt einer Mahlzeit Auswirkungen auf die nächste Mahlzeit hat. Wird ein Ausgleich der Kalorienaufnahme erfolgen und bei der zweiten Mahlzeit weniger gegessen? Dies ist leider nicht der Fall.

Wie Abb. 9 zeigt, wird trotz einer Zwischenmahlzeit am Nachmittag dieselbe Kalorienmenge zum Abendessen verzehrt, wie ohne die Zwischenmahlzeit. Ähnliches haben auch Untersuchungen aus England gezeigt, die die Bedeutung des fett- und damit sehr energiereichen englischen Frühstücks (Speck, Eier etc.) analysiert haben. Die größere Energieaufnahme im Rahmen des typisch englischen Frühstücks im Vergleich zu einem leichteren energieärmeren Frühstück wird weder beim Mittagessen

SÄTTIGUNG

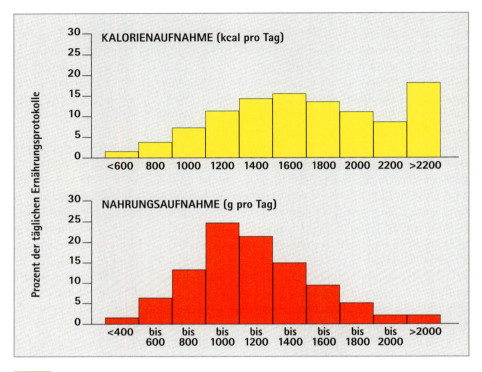

Abb. 8: Die Nahrungsmenge und die Kalorienaufnahme wurde anhand von 2800 Ernährungsprotokollen analysiert. Die große Mehrzahl der Ernährungsprotokolle zeigt ein deutliches Maximum bei 1000 bis 1200 g. Die Kalorienaufnahme zeigt andererseits kein deutliches Maximum. Das unterstreicht, dass die Begrenzung der Nahrungsaufnahme durch die Menge aber nicht durch den Energiegehalt der Mahlzeiten bestimmt wird.

noch beim Abendessen ausgeglichen. Diejenigen, die mit einem sehr energiehaltigen Frühstück den Tag beginnen, haben auch am Ende des Tages insgesamt eine größere Kalorienmenge zu sich genommen.

Alle Untersuchungen zeigen übereinstimmend, dass die akute Regulation von Hunger und Sättigung nicht durch den Energiegehalt der Nahrung zu beeinflussen ist. Während der gesamten Entwicklungsgeschichte der Menschheit war eine derartige Begrenzung auch nie erforderlich und hätte, ganz im Gegenteil, wahrscheinlich nur Nachteile gehabt. Nahrung war nie dauerhaft im Überangebot vorhanden und meist nur mit erheblichem Energieaufwand zu erlangen. Dieser Zustand gilt auch heutzutage noch für große Teile der Menschheit.

Jeden Tag verhungern weltweit 100.000 Menschen, davon 20.000 Kinder. Unter diesem Aspekt ist es geradezu zwingend erforderlich, dass bei entsprechend hohem

Nahrungsangebot auch die Möglichkeit besteht, eine größere Menge Kalorien zu speichern, um Energiereserven zu schaffen. Diese werden zwar akut nicht benötigt, stehen aber für schlechte Zeiten mit Nahrungsmangel zur Verfügung. Andernfalls wären wir wahrscheinlich schon ausgestorben. Eine derartig enge Begrenzung der Kalorienaufnahme, wie wir sie uns heutzutage in den Industrienationen wünschen, wäre nur dann sinnvoll gewesen, wenn es schon immer ein ausreichendes Angebot an Essbarem gegeben hätte, das jederzeit, und vor allem auch mit nur geringem Energieaufwand, zur Verfügung gestanden hätte.

Das Appetit-und Sättigungsgefühl unseres Körpers wird durch den Ernährungszustand beeinflusst. Diese Regulation erfolgt durch Hormone, die vom Fettgewebe gebildet werden. Das Fettgewebe ist die Energiereserve, die uns für schlechte Zeiten zur Verfügung steht. Deshalb ist es durchaus sinnvoll, dass, wenn diese Fettreserven in größerem Maße vorhanden sind, eine weitere Zufuhr nicht mehr erforderlich ist. Dafür produziert das Fettgewebe Hormone, wie z. B. Leptin, die die Sättigung innerhalb des akut regulierenden Systems zwischen Magen und Gehirn verstärken (Abb. 3). Bei der ganz großen Mehrheit ist das Leptin entsprechend der großen Zahl an Fettzellen hoch. Leider ist bei diesen Menschen das Leptin nicht in der Lage, den weiteren Zuwachs an Fettgewebe zu verhindern. Einige Menschen haben auch einen Leptinmangel, der verantwortlich für das übermäßige Körpergewicht ist. Dies betrifft aber weltweit nur wenige Patienten.

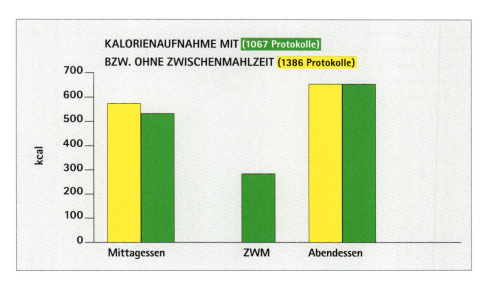

Abb. 9: Eine Zwischenmahlzeit (ZWM) am Nachmittag hat keinen Einfluss auf die nachfolgende Kalorienaufnahme während des Abendessens. Wird auf die Zwischenmahlzeit am Nachmittag verzichtet, ist die Kalorienaufnahme beim Abendessen vergleichbar groß.

SÄTTIGUNG

Bewusstsein und Erfahrung überrollen
die inneren Sättigungssignale

Jeder kennt die Situation: Man ist durch ein gutes und reichliches Essen angenehm gesättigt, aber der leckere Nachtisch findet doch noch Platz.

Die beschriebenen Regulationskreise von Appetit und Sättigung werden durch unsere Vorstellungen und unser Wissen über bestimmte Speisen leicht überspielt, obwohl die Sättigung bereits erreicht ist. Dieses Phänomen ist für die Entwicklung von Übergewicht sehr bedeutend. Das Wissen über den besonderen Geschmack bestimmter Speisen, der die persönlichen Vorlieben besonders gut trifft, ist entscheidend für den Überkonsum. Dazu kommen Faktoren wie Geruch, Aussehen, Textur, cremige, weiche Konsistenz, die wenig Kauarbeit erfordert usw. Darüber hinaus spielen auch soziale Faktoren eine große Rolle, z.B. Essen im Familien- oder Freundeskreis, bestimmte Anlässe, wie Geburtstage, Feierlichkeiten jeglicher Art. Die Hemmschwelle zum Überkonsum senkt sich deutlich. Diese Einflüsse unterliegen keiner automatischen Regulation und können nur über den Verstand gesteuert werden. Wie aber jeder aus eigener Erfahrung weiß, ist die willkürliche Begrenzung der Nahrungsaufnahme in solchen Situationen extrem schwierig.

GLYKÄMISCHER INDEX ODER ENERGIEDICHTE

Glykämischer Index oder Energiedichte

Welcher Faktor ist wichtiger beim Abnehmen?

Der glykämische Index wird errechnet aus dem Anstieg des Blutzuckerspiegels nach Verzehr des zu testenden Nahrungsmittels im Verhältnis zu dem Blutzuckeranstieg, den man nach Verzehr eines Standardlebensmittels messen kann. Die Verzehrmenge im Standard- wie im Testlebensmittel wird auf einen identischen Kohlenhydratgehalt abgestimmt. Als Standardlebensmittel wird in der Regel Weißbrot genommen und der Anstieg des Blutzuckerspiegels wird in den meisten Untersuchungen über 2–3 Stunden gemessen. Der glykämische Index erlaubt also einen Vergleich kohlenhydrathaltiger Lebensmittel hinsichtlich ihrer Wirkung auf den Anstieg des Blutzuckerspiegels. Die ursprüngliche Idee für die Entwicklung dieses Konzeptes im Jahr 1973 war es, Patienten mit Typ 1-Diabetes, den Austausch kohlenhydrathaltiger Lebensmittel zu erleichtern. Insulin ist das einzige Hormon in unserem Körper, das für den Abtransport des Blutzuckers in die einzelnen Gewebe verantwortlich ist. Es wird nach dem Verzehr von Kohlenhydraten in Abhängigkeit von der Geschwindigkeit und dem Ausmaß des Blutzuckeranstiegs aus der Bauchspeicheldrüse in die Blutbahn freigesetzt (Insulinsekretion). Dadurch wird ein übermäßiger Anstieg des Blutzuckerspiegels verhindert. Patienten mit Typ 1-Diabetes haben keine eigene Insulinsekretion mehr. Deshalb muss das Insulin gespritzt werden. Das bedingt, dass der Typ 1-Diabetiker vor Verzehr der Kohlenhydrate entscheiden muss, wie viel Insulin er spritzt, um einen übermäßigen Blutzuckeranstieg zu verhindern. Verzehrt er kohlenhydrathaltige Lebensmittel, die zu einem vergleichbaren Anstieg des Blutzuckers führen, hat er es leichter, da die zu spritzende Insulinmenge nicht verändert werden muss.

Beim übergewichtigen und adipösen Menschen ist aber nicht der Anstieg des Blutzuckerspiegels von Bedeutung, sondern vielmehr der Anstieg der Insulinsekretion. **Insulin ist das stärkste Hormon in unserem Körper, das den Fettaufbau fördert und andererseits den Fettabbau blockiert.**

Je höher das Körpergewicht, desto höher ist auch der Insulinspiegel im Blut und desto schwieriger ist es, Fett zu mobilisieren. Da wir beim Essen nicht den Verzehr einer bestimmten Kohlen-

GLYKÄMISCHER INDEX AUSGEWÄHLTER LEBENSMITTEL	
Weißbrot	100
Cornflakes	94
Vollkornbrot	60
Langkorn-Reis	70
Spaghetti	70
Kartoffeln	80
Eiscreme	80
Apfel	55
Banane	90
Kiwi	80
Orange	55
Orangensaft	75
Karotten	100
Vollmilchschokolade	70

(K. Foster-Powell, J. Brand Miller: International tables of glycemic index. Am. J. Clin. Nutr. 62: 8715-8935, 1995)

Tab. 1

GLYKÄMISCHER INDEX ODER ENERGIEDICHTE

hydratmenge anstreben und auch nicht eine definierte Kalorienmenge zu uns nehmen, sondern die Nahrungszufuhr an der Sättigung orientieren, haben kohlenhydrathaltige Lebensmittel mit einer geringeren Energiedichte natürlich einen entscheidenden Vorteil. Dies lässt sich beim Vergleich von Reis, Nudeln und Kartoffeln sehr leicht demonstrieren. Wie bereits gezeigt (Abb. 6), ist die Menge an Reis, Nudeln und Kartoffeln, die bis zur Sättigung verzehrt wird, identisch, aber die Kalorienaufnahme ist beim Kartoffelverzehr am geringsten. Der glykämische Index von Kartoffeln ist sogar leicht höher als der von Reis oder Nudeln (Tab. 1), was zeigt, dass der glykämische Index für die Kalorienreduktion kein brauchbarer Wert ist.

Bei komplexen Mahlzeiten, in denen außer Kohlenhydraten noch die beiden anderen Makronährstoffe Fett oder Eiweiß enthalten sind, verliert der glykämische Index zunehmend an Bedeutung. Wird der Kohlenhydratanteil einer Mahlzeit durch ein eiweißreiches Lebensmittel (150 g Schnitzel) ergänzt, verläuft der Anstieg des Blutzuckers nicht parallel zum glykämischen Index der kohlenhydrathaltigen Lebensmittel (Abb. 10). Betrachtet man das für den Auf- bzw. Abbau von Fettgewebe wichtige Hormon Insulin, sieht man, dass dessen Spiegel noch wesentlich mehr vom glykämischen Index abweicht.

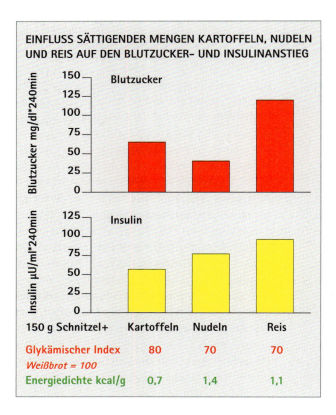

Abb. 10: Beziehung zwischen glykämischem Index von Kartoffeln, Nudeln und Reis zum Anstieg von Insulin und Blutzuckerspiegel nach Verzehr sättigender Mengen dieser Kohlenhydratbeilagen, zusammen mit einem Schnitzel. Der Insulinanstieg ist bei Reis am größten, gefolgt von Nudeln und Kartoffeln. Beim Blutzucker ist der Anstieg nach Reis ebenfalls am höchsten, danach folgen Kartoffeln und Nudeln. Es lässt sich schnell erkennen, dass keinerlei Beziehung zum glykämischen Index dieser kohlenhydratreichen Lebensmittel besteht.

GLYKÄMISCHER INDEX ODER ENERGIEDICHTE

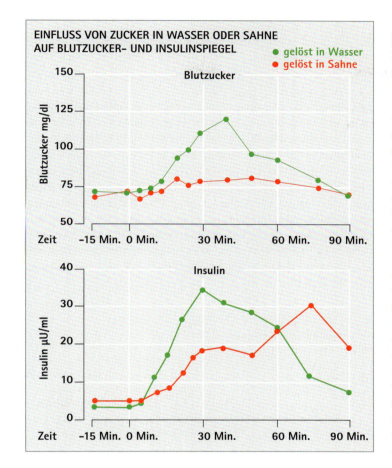

Abb. 11: Wird Zucker in Wasser gelöst und getrunken, steigt der Blutzucker um rund 40 mg/dl an. Wird der Zucker in Sahne gelöst und getrunken, ist kein nennenswerter Anstieg des Blutzuckers zu beobachten. Der Anstieg des Insulins ist andererseits mit etwas Verspätung bei beiden Verzehrsvarianten gleich hoch. Dieses Beispiel demonstriert, dass der glykämische Index bei gemischten Mahlzeiten sehr leicht durch den Fettanteil zu verändern ist.

Noch besser sieht man die Bedeutungslosigkeit des glykämischen Index bei der Kombination von Kohlenhydraten mit fetthaltigen Lebensmitteln. Das einfachste Beispiel ist der Verzehr von Zucker, entweder gelöst in Wasser oder in flüssiger Schlagsahne. Der Anstieg des Blutzuckers, den man nach der wässrigen Zuckerlösung messen kann, ist praktisch nicht mehr vorhanden, wenn dieselbe Zuckermenge zusammen mit der fettreichen Sahne getrunken wird (Abb. 11).

Dies liegt daran, dass Fett die Magenentleerung stark verzögert und somit der „Einstrom" des Zuckers vom Darm in die Blutbahn nahezu identisch wird mit dem Abstrom des Blutzuckers aus dem Blut in die verschiedenen Organe. Die Insulinspiegel im Blut steigen langsamer an, erreichen aber ein vergleichbares Maximum. Der Kaloriengehalt der fettreichen Zuckerlösung ist natürlich entsprechend viel größer.

Fettabbau und Bewegung

Kohlenhydrate, Fettabbau und Bewegung

Die Gesamtmenge an Kohlenhydraten bestimmt im Zusammenspiel mit dem Fett- bzw. Eiweißanteil einer Mahlzeit die Höhe und Dauer der Insulinsekretion. Die Insulinsekretion ist bei den sehr kohlenhydratreichen Lebensmitteln, wie Brot etc., naturgemäß am stärksten ausgeprägt. Obst hat allerdings auch noch ca. 50% der Insulinstimulierenden Wirkung von Brot (Abb. 12). Gemüse und fettarmes Fleisch fallen am günstigsten aus, insbesondere unter gleichzeitiger Berücksichtigung der Energiedichte. Fettreiches Fleisch, wie Leberkäse, hat zwar auch keine Wirkung auf Insulin, führt aber zu einer hohen Kalorienaufnahme. Je höher die Insulinsekretion nach Verzehr einer Mahlzeit ausfällt, desto stärker wird der Fettabbau gehemmt (Abb. 13).

Ebenfalls von Bedeutung ist der Einfluss kohlenhydratreicher Mahlzeiten auf den Fettabbau, der im Rahmen körperlicher Bewegung aktiviert wird. Dies verdeutlicht Abb. 14. Die Steigerung des Fettabbaus, die man im Nüchternzustand durch Bewe-

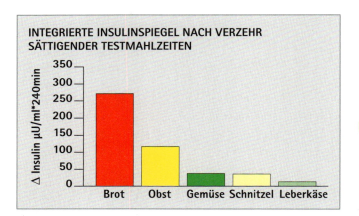

Abb. 12: Vergleich der insulinstimulierenden Wirkung von Brot, Obst, Gemüse, eiweißreichem und fettreichem Fleisch.

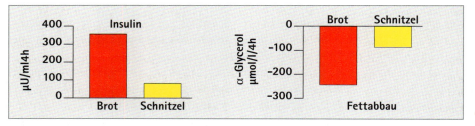

Abb. 13: Beziehung zwischen Insulinstimulation einerseits und Hemmung des Fettabbaus andererseits nach dem Verzehr von Brot oder Schnitzel.

FETTABBAU UND BEWEGUNG

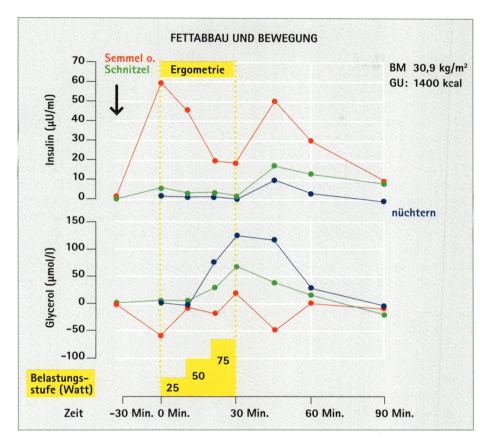

Abb. 14: Die Aktivierung des Fettabbaus durch körperliche Bewegung wird durch das Essen deutlich beeinflusst. In der blauen Linie ist die Aktivierung des Fettabbaus (Glyzerolanstieg) unter gesteigerter körperlicher Bewegung zwischen 25 und 75 Watt bei einer jungen Frau mit geringem Grundumsatz und beginnender Adipositas dargestellt. Durch Verzehr einer Semmel mit Butter und Marmelade steigt der Insulinspiegel im Blut stark an (rote Linie) und der Fettabbau wird gehemmt. Wird dann die gleiche körperliche Belastung ausgeführt wie im Nüchternzustand, kann man sehen, dass nur mit Mühe der Fettabbau wieder in den Ausgangsbereich ansteigt, aber nicht darüber hinauskommt. Dieser leichte Anstieg des Fettabbaus während der Bewegung ist möglich, weil die Insulinspiegel während der Bewegung stark absinken. Dafür verantwortlich sind Stresshormone wie Adrenalin und Noradrenalin. Mit Beendigung der Bewegung hört die Freisetzung dieser Stresshormone auf, das Insulin wird nicht mehr gehemmt und es steigt innerhalb einer Viertelstunde auch wieder deutlich an. Parallel zu diesem Insulinanstieg fällt der Fettabbau erneut ab. Wird anstelle der Kohlenhydrate eine eiweißreiche Mahlzeit in Form eines Schnitzels gegessen (grüne Linie), kommt es nur zu einem minimalen Insulinanstieg, so dass unter der Belastung eine wesentlich bessere Aktivierung des Fettabbaus zu beobachten ist und auch nach Ende der Belastung der Fettabbau noch längere Zeit erhöht bleibt.

FETTABBAU UND BEWEGUNG

gung erzielen kann, wird nach vorherigem Verzehr einer Semmel nicht erreicht. Wird eine eiweißreiche Fleischmahlzeit verzehrt, liegt die Aktivierung des Fettabbaus immerhin noch bei 50%, im Vergleich zum Nüchternzustand.

MERKE: Die Wechselwirkung zwischen Essen und Bewegung sollte berücksichtig werden, da der ansonsten ohnehin schon bescheidene Effekt der Bewegung auf die Gewichtsreduktion noch schlechter wird und zu unnötigen Frustrationen beiträgt.

Studien zur Gewichtsreduktion zeigen, dass bei einem Kohlenhydratanteil von nur 30% der Gewichtsverlust deutlich größer ist (−17 kg in 6 Monaten), im Vergleich zu einer Ernährungsweise mit 50% Kohlenhydraten (−10 kg in 6 Monaten) bei vergleichbarer Gesamtkalorienaufnahme. Am stärksten wird die Bedeutung der Insulinsekretion bei der Atkins-Diät sichtbar, bei der auch größere Kalorienmengen ohne Gewichtszunahme verzehrt werden können. Voraussetzung ist, dass keine Kohlenhydrate vorhanden sind. Die Atkins-Diät hat nur den Nachteil, das bei unseren Ernährungsgewohnheiten diese Art des Essens auf Dauer nicht durchzuhalten ist. Auch aus ernährungsmedizinischen Überlegungen kann auf eine bestimmte Kohlenhydratmenge auf Dauer nicht verzichtet werden. Die Erfahrung zeigt, dass aufgrund der bei uns üblichen Ernährungsgewohnheiten bereits das längere Einhalten von 30% Kohlenhydraten für sehr viele Menschen äußerst schwierig ist.

Andererseits ist es aber auch so, dass bei Begrenzung der Fettaufnahme diejenigen Menschen schlechter abnehmen, die anstelle der fetthaltigen Nahrungsmittel vermehrt Kohlenhydrate zu sich nehmen.

MERKE: Es muss immer ein den individuellen Essgewohnheiten angepasster Mittelweg bei Aufteilung des Kohlenhydrat- und Fettanteils gefunden werden.

Sättigung und flüssige Kalorien

Das besondere Problem

Die Möglichkeit, Energie und Nährstoffe über Flüssigkeiten aufzunehmen, ist unter natürlichen Lebensbedingungen auf die Säuglingsperiode (als Muttermilch) begrenzt. Danach sind energie-und nährstoffhaltige Flüssigkeiten für die Ernährung nicht mehr vorgesehen. Der menschliche Erfindungsgeist hat eine breite Palette kalorienhaltiger Getränke hervorgebracht. Sie tragen entscheidend zur Gewichtsentwicklung bei und können dem Abnehmwilligen das Leben sehr erschweren. Das wesentliche Problem ist, dass Flüssigkeiten nicht lange im Magen verweilen, somit auch nicht zur Dehnung des Magens und damit zur Aktivierung von Sättigungssignalen beitragen. Trinkt man Flüssigkeiten zusammen mit einer festen Mahlzeit, wird die Flüssigkeit, unabhängig von den festen Nahrungsbestandteilen, mit einer Geschwindigkeit von bis zu 25 ml/min aus dem Magen entleert. Innerhalb von 20 Minuten hat ein halber Liter den Magen wieder verlassen, so dass die darin enthaltenen Nährstoffe für die Aufnahme in die Blutbahn zur Verfügung stehen.

Systematische Untersuchungen haben gezeigt, dass der Verzehr von einem halben Liter eines kalorienhaltigen Getränks den Appetit für ungefähr 30 Minuten in geringem Ausmaß dämpft. Zu späteren Zeitpunkten ist die nachfolgende Nahrungsaufnahme durch diese vorhergehende Flüssigmahlzeit vollkommen unbeeinflusst. Die Energiedichte der meisten kalorienhaltigen Getränke ist mit ca. 0,5 kcal/g im Vergleich zu vielen festen Nahrungsbestandteilen nicht besonders hoch und entspricht der von Obst. Da aber der Sättigungseffekt vollkommen unbeeinflusst bleibt, ist jede Flüssigkalorie immer eine zusätzliche Energiequelle, die die Überernährung fördert.

MERKE: Es gilt der Grundsatz, dass kalorienhaltige Flüssigkeiten nie Sattmacher, sondern immer nur Dickmacher sind.

Zuckerhaltige Getränke

Ein großes Problem stellen vor allem die zuckerhaltigen Getränke dar. Sämtliche Limonaden, aber auch Fruchtsäfte enthalten Zucker in einer Menge, die schnell die Insulinsekretion stimuliert. Es macht bereits einen Unterschied, ob der Zucker in einem festen Lebensmittel enthalten ist oder in flüssigem Zustand aufgenommen wird.

Wie Abb. 15 verdeutlicht, verursacht der Verzehr von 80 g Zucker, in einem Kuchen eingebacken, einen bestimmten Anstieg der Insulinsekretion. Wird der Kuchen ohne diesen Zucker gebacken und zusammen mit nur 20 g Zucker in flüssiger Form verzehrt, ist der Insulinanstieg bereits vergleichbar hoch. Werden die restlichen 60 g

SÄTTIGUNG UND FLÜSSIGE KALORIEN

des Zuckers in drei weiteren Portionen à 20 g in stündlichem Abstand getrunken, bleibt der Insulinspiegel ständig sehr viel höher. Das bedeutet, dass selbst mit kleineren Zuckermengen in flüssiger Form der Insulinspiegel kontinuierlich hochgehalten werden kann. Auf diese Art wird der Abbau von Fettgewebe über lange Zeiträume blockiert.

MERKE: Sämtliche Säfte und Limonaden stellen also bei der Gewichtsreduktion ein besonderes Problem dar und sollten ersetzt werden durch Getränke, die keine Kalorien enthalten (z. B. Wasser, Tee, Kaffee, Cola light oder zero, Fanta zero, Sprite zero etc.).

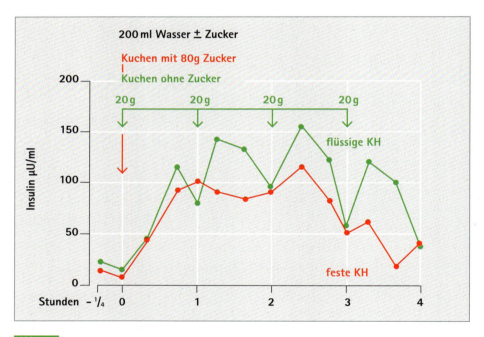

Abb. 15: Bedeutung von Zucker in flüssiger Form auf die Stimulation der Insulinsekretion. Der Verzehr von Kuchen mit 80 g Zucker, führt innerhalb der ersten Stunde zu einem Plateau der Insulinspiegel, das über die folgenden 3 Stunden anhält und dann wieder absinkt. Werden nur 20 g Zucker in Wasser gelöst zum Zeitpunkt Null getrunken und der Kuchen ohne den Zucker verzehrt, ist die Insulinstimulation bereits vergleichbar hoch. Der nachfolgende Verzehr von jeweils 20 g Zucker in 200 ml Wasser gelöst, hält die Insulinspiegel deutlich höher. Dies zeigt, dass die Insulinfreisetzung nicht nur von der Gesamtmenge des konsumierten Zuckers abhängt, sondern ganz entscheidend beeinflusst wird von der Geschwindigkeit, mit der der Zucker aus dem Darm in die Blutbahn übertreten kann, was bei Flüssigkeiten überproportional schneller möglich ist.

Wodurch entsteht Übergewicht?

Bleibt das Körpergewicht konstant, steht die Energieaufnahme durch die Kalorien, die wir mit der Nahrung zuführen, im Gleichgewicht mit dem Energieverbrauch des Körpers. Ist die Energieaufnahme größer als der Energieverbrauch, spricht man von einer positiven Energiebilanz. Die akut nicht benötigten Kalorien werden in Form von Fettgewebe gespeichert, wodurch das Körpergewicht größer wird. Ist andererseits der Energieverbrauch größer als die Energieaufnahme, spricht man von einer negativen Energiebilanz. In dieser Situation wird die im Fettgewebe gespeicherte Energie wieder mobilisiert und dem Körper zur Verfügung gestellt. Damit sinkt das Körpergewicht. Die Energieaufnahme beruht ganz allein auf den in der Nahrung enthaltenen Makronährstoffen.

Fett ist der größte Energielieferant mit einer Energiedichte von 9 kcal/g. Die beiden anderen Makronährstoffe, Kohlenhydrat und Eiweiß haben eine Energiedichte von jeweils 4 kcal/g. Der Alkohol muss in der modernen Ernährung ebenfalls als wichtiger Energielieferant berücksichtigt werden. Er hat eine Energiedichte von 7 kcal/g. Eine tägliche positive Energiebilanz in der Größenordnung von 200 kcal, das entspricht einer Semmel mit nur 5 g Butter, führt im Verlauf eines Jahres zu einem Gewichtszuwachs von 10 kg. Ein derartiger Gewichtszuwachs pro Jahr ist sehr viel und gehört eher zu den Ausnahmen. Die meisten übergewichtigen Menschen nehmen im Verlauf von 10–20 Jahren 20–30 kg an Gewicht zu. Das entspricht einem jährlichen Gewichtszuwachs von durchschnittlich 1–3 kg. Auf den einzelnen Tag zurückgerechnet bedeutet dies eine kleine Kaloriendifferenz von 50–80 kcal.

Unser Problem ist, dass wir kein Mess-System in unserem Körper haben, das die zugeführte Energie registriert. Deshalb ergeben sich erhebliche Schwankungen in der täglichen Kalorienaufnahme und kleinere Verschiebungen in der genannten Größenordnung sind praktisch nicht erkennbar.

Der Energieverbrauch setzt sich zusammen aus dem Grundumsatz, der Thermogenese und dem Leistungsumsatz. Der Grundumsatz ist die Energiemenge, die der Körper in Ruhe verbraucht, dadurch, dass wir am Leben sind und sämtliche Organfunktionen aufrechterhalten werden müssen. Die Thermogenese entspricht der Energie, die wir bei der Nahrungsaufnahme zusätzlich verbrauchen. Der Leistungsumsatz ist bedingt durch die körperliche Aktivität, die während des Tages erbracht wird. Im Berufsleben wie im Haushaltsbereich ist aufgrund der technologischen Entwicklung die Notwendigkeit zu körperlicher Aktivität drastisch zurückgegangen, so dass dieser Anteil nur noch 20–30% beträgt. Die Thermogenese macht 10% der Gesamtenergie aus und ca. 70% der während eines Tages verbrauchten Gesamtenergie sind bedingt durch den Grundumsatz.

WODURCH ENTSTEHT ÜBERGEWICHT?

Wie viel darf gegessen werden?

Bei der Frage, wie viel darf gegessen werden, spielen zwei Dinge eine Rolle: Will man satt werden, bezieht sich diese Frage auf die Menge, die während einer Mahlzeit gegessen werden darf. Für das Gewichtsverhalten muss die Frage jedoch nach dem Kaloriengehalt der Mahlzeit gestellt werden. Es gilt also, die richtige Balance zu finden, um einerseits durch eine ausreichend große Nahrungsmenge der Sättigung und gleichzeitig durch möglichst niedrigen Kaloriengehalt der Gewichtsreduktion gerecht zu werden. Dieses Verhältnis spiegelt sich am besten in der **Energiedichte** (kcal/g) wider.

MERKE: Je niedriger die Energiedichte eines Lebensmittels ist, desto niedriger ist die Kalorienaufnahme bei gleichem Sättigungseffekt.

Aufgrund der Auswertung üblicher Essgewohnheiten anhand von 2800 Ernährungsprotokollen übergewichtiger und adipöser Patienten wissen wir, dass im Durchschnitt eine Nahrungsmenge von 1150 g/Tag verzehrt wird. Dabei entfallen auf das Frühstück 200 g, auf das Mittagessen durchschnittlich 500 g und auf das Abendessen auch durchschnittlich 500 g. Die überwiegende Zahl wird also mit einer Nahrungsmenge von 1000 bis 1200 g satt.

Die zweite Frage, wie groß die Kalorienaufnahme sein darf, hängt vom täglichen Energieverbrauch ab. Ist die Energieaufnahme größer als der Energieverbrauch, besteht eine positive Energiebilanz und das Körpergewicht steigt. Beim Abnehmen muss dementsprechend die Energieaufnahme geringer als der Energieverbrauch sein. In

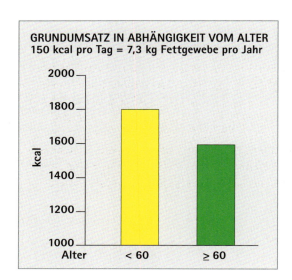

Abb. 16: Durchschnittlicher Ruheenergieverbrauch bei übergewichtigen und adipösen Menschen, die jünger oder älter als 60 Jahre sind.

WODURCH ENTSTEHT ÜBERGEWICHT?

der Praxis bedeutet es, dass für eine erfolgreiche Gewichtsreduktion die Energie-aufnahme nicht über dem Ruheenergieverbrauch (Grundumsatz) liegen sollte. Die genaue Messung des Ruheenergieverbrauchs steht nicht allgemein zur Verfügung und deshalb ist es notwendig, Durchschnittswerte zur Hilfe zu nehmen. Die Messung des Ruheenergieverbrauchs bei 300 Patienten hat einen Durchschnittswert von 1720 kcal/24 h ergeben. Außerdem zeigt sich eine Altersabhängigkeit. Mit höherem Lebensalter (> 60 Jahre) liegt der durchschnittliche Grundumsatz nur bei 1620 kcal, während unter 60 Jahren der Durchschnittswert bei 1770 kcal liegt (Abb. 16). Diese Differenz im Ruheenergieverbrauch ist durchaus von Bedeutung, da der tägliche Minderverbrauch von 150 kcal bei ansonsten gleicher körperlicher Aktivität und unveränderter Kalorienaufnahme innerhalb eines Jahres einen Gewichtszuwachs von 7,3 kg Fettgewebe entsprechen kann.

Auf der Grundlage dieser Informationen kann die eingangs gestellte Frage wie folgt beantwortet werden:

> **Die durchschnittliche Essensmenge, um satt zu werden, beträgt 1150 g.**
> **Der durchschnittliche Ruheenergieverbrauch beträgt 1700 kcal.**
> **Daraus ergibt sich, dass die durchschnittliche Energiedichte des täglichen**
> **Essens 1,5 kcal/g Lebensmittel nicht übersteigen sollte.**

Diese Angaben beruhen auf Durchschnittswerten. Der Einzelne kann sowohl hinsichtlich der Nahrungsmenge als auch hinsichtlich des Energieverbrauchs davon abweichen. Zumindest die Nahrungsmenge kann und sollte über ein Ernährungsprotokoll ermittelt werden.

> **Aufgrund dieser Überlegungen sind alle Lebensmittel mit einer Energiedichte**
> **von 1,5 kcal/g oder weniger grün gekennzeichnet. Durch diese Lebensmittel**
> **muss in erster Linie Sättigung erzielt werden. Die gelb gekennzeichneten**
> **Lebensmittel mit einer Energiedichte zwischen 1,5 und 2,5 kcal/g können,**
> **wenn die Verzehrmenge nicht allzu groß ist, auch noch satt machen, ohne**
> **dass Probleme mit der Kalorienreduktion auftreten. Die rot gekennzeichne-**
> **ten Lebensmittel mit einer Energiedichte von 2,5 kcal/g oder mehr sind zum**
> **satt essen nicht geeignet, können aber in begrenzter Menge selbstverständ-**
> **lich auch verzehrt werden.**

DIE BEDEUTUNG DES ERNÄHRUNGSPROTOKOLLS

Die Bedeutung des Ernährungsprotokolls

Das Ernährungsprotokoll – Grundlage für erfolgreiches Abnehmen

Das Ernährungsprotokoll hat im Wesentlichen zwei Aufgaben:

- **Die Ermittlung der bisherigen Essgewohnheiten,** vor allem hinsichtlich Nahrungsmenge und indirekt der Kalorienaufnahme, die aus der Nahrungsmenge und der jeweiligen Energiedichte der einzelnen Lebensmittel zu berechnen ist, aber auch hinsichtlich der Art der verzehrten Lebensmittel.
- Die Verdeutlichung und **Kontrolle der Ernährungsumstellung** über den Zeitverlauf.

1. Die Ermittlung der bisherigen Essgewohnheiten hinsichtlich Nahrungsmenge, Art und Energiedichte der einzelnen Lebensmittel

Auf der Basis des Ernährungsprotokolls ist eine **individuelle Ernährungsumstellung** möglich, da man sich an den bevorzugt konsumierten Speisen orientieren kann. Ein zu starkes Abweichen von den bisherigen Essgewohnheiten führt unweigerlich zu einem Essverhalten, das als Diät und damit als langfristig nicht akzeptabel angesehen wird. Je weniger das bisherige Essverhalten verändert werden muss, um erfolgreich Gewicht zu reduzieren, desto leichter ist auch ein Langzeiterfolg hinsichtlich des Aufrechterhaltens des einmal verlorenen Körpergewichts gewährleistet.

Diese Punkte sind extrem wichtig, da bei der überwiegenden Zahl der Betroffenen das veränderte neue Essverhalten über mehrere Jahrzehnte als wesentlicher Bestandteil des täglichen Lebens bestehen bleibt und damit großen Einfluss auf die Lebensqualität ausübt. Jeder, der mit einem zu hohen Körpergewicht kämpft, muss davon ausgehen, dass dieses Problem lebenslang erhalten bleibt. Dementsprechend muss auch eine dauerhaft durchzuhaltende Veränderung des Essverhaltens stattfinden. Die **Abweichungen** von den bisherigen individuellen Gewohnheiten sollen nur so **wenig wie möglich,** aber doch **so viel wie notwendig ausmachen.**

MERKE: Es ist erforderlich, aus einem bisherigen „alten Essenstrott" einen „neuen Essenstrott" zu machen. Er muss die Gewichtsreduktion, aber vor allem die Aufrechterhaltung des einmal reduzierten Körpergewichts erlauben, ausreichende Sättigung gewährleisten und die individuellen Geschmacksgewohnheiten einbeziehen.

DIE BEDEUTUNG DES ERNÄHRUNGSPROTOKOLLS

2. Kontrolle der individuellen Ernährungsumstellung

Essgewohnheiten, die man sich über Jahre bis Jahrzehnte angewöhnt hat, legt man nicht innerhalb weniger Wochen ab. Es dauert bei jedem Menschen unterschiedlich lange, bis der „neue Essenstrott" zur Routine wird. Es müssen neue Gewohnheiten etabliert werden, die automatisch ohne größeres Nachdenken ablaufen. Bis dieser Punkt der Ernährungsumstellung erzielt ist, gibt das Ernährungsprotokoll Hilfestellung und auch Sicherheit hinsichtlich der richtigen Lebensmittelauswahl. So lange das Gewicht rückläufig oder zumindest stabil ist, stimmt die Zusammenstellung, anderenfalls kann man konkret überprüfen, welche Lebensmittel für den ungenügenden Erfolg verantwortlich sein könnten, um diese dann gezielt auszuwechseln.

Beispiele aus der Praxis

Die Ernährungsumstellung in der täglichen Praxis sollte man zunächst durch Veränderungen an den Lebensmitteln mit der größten Energiedichte vornehmen und für diese geschmacklich akzeptable Alternativen mit Hilfe der Energiedichtetabelle suchen. Auf diese Art fällt es am leichtesten, Kalorien zu reduzieren und die Essensmenge ausreichend groß zu erhalten.

Tab. 2a (Patient 1) zeigt eine Essensmenge von 1040 g, durch die er gut gesättigt war. Die Kalorienaufnahme beträgt 2269 kcal, was einer Energiedichte von 2,2 kcal/g entspricht. Bei dieser Ernährungsweise würde unter der Annahme eines durchschnittlichen Ruheenergieverbrauchs von 1700 kcal eine Gewichtsreduktion nicht möglich sein. Die Gesamtkalorienaufnahme müsste um nicht ganz 600 kcal reduziert werden.

Die Veränderungen sind in Tab. 2b dargestellt. Der Nudelauflauf ist kalorienärmer und entspricht trotzdem dem Geschmack dieses Patienten. Beim Abendessen ist ein Belag mit vergleichbarem Geschmack, aber deutlich geringerer Energiedichte gewählt worden. Die Nahrungsmenge bleibt erhalten.

Auf diese Art kann jeder beginnen, seine Ernährungsweise zu verändern. Es ist auch nicht erforderlich, während der ersten 4–6 Wochen sofort den idealen Durchschnittswert zu erreichen, insbesondere dann, wenn eine sehr drastische Veränderung der bisherigen Essgewohnheiten dafür notwendig wäre. Wenn das Körpergewicht sinkt, obwohl die durchschnittliche Energiedichte noch nicht den „Idealwert" erreicht hat, sind weitere Änderungen nicht erforderlich, da das Grundprinzip „so viel wie notwendig" bereits erreicht ist.

MERKE: Es geht nicht um Geschwindigkeitsrekorde im Abnehmen, sondern darum, dass trotz der Veränderungen eine zufriedenstellende Lebensqualität erzielt wird.

DIE BEDEUTUNG DES ERNÄHRUNGSPROTOKOLLS

PATIENT 1
VOR DER ERNÄHRUNGSUMSTELLUNG

Zutaten	g	kcal
FRÜHSTÜCK		
Müsli		
Schoko-Müsli	50	200
entrahmte Kuhmilch	150	45
MITTAGESSEN		
Nudelauflauf (mit Sahnesoße)	450	1166
ABENDESSEN		
Vollkornbrot	150	300
Margarine	30	240
Thunfisch in Öl	130	247
Schinken	50	65
Gewürzgurke	30	6
Gesamt	1040	2269

Tab. 2a

PATIENT 1
NACH DER ERNÄHRUNGSUMSTELLUNG

Zutaten	g	kcal
FRÜHSTÜCK		
Müsli		
Schoko-Müsli	50	200
entrahmte Milch	150	45
MITTAGESSEN		
Nudelauflauf	450	705
Rezeptur:		
– Nudeln	150	210
– Paprikaschoten	100	20
– geräucherter Bauchspeck	50	175
– Hühnerei	60	90
– Kuhmilch	50	20
– Parmesan	40	190
ABENDESSEN		
Vollkornbrot	150	300
Forellenfilet	150	180
Schinken	50	65
Gewürzgurke	30	6
Gesamt	1030	1496

Tab. 2b

DIE BEDEUTUNG DES ERNÄHRUNGSPROTOKOLLS

Kein Rekord – aber ein Erfolg
(Patientin 2, Tabelle 3a, b)

Diese Patientin hat unter einer durchschnittlichen Energiedichte von 1,9 kcal/g im Verlauf von 14 Monaten 20 kg abgenommen. Vergleicht man die Ernährungsprotokolle vor und während der Ernährungsumstellung fällt auf, dass immer noch einige Lebensmittel mit hoher Energiedichte enthalten sind, insgesamt aber sowohl die Essensmenge erhalten geblieben wie die Gesamtkalorienaufnahme reduziert worden ist. Die für diesen Zeitraum relativ hohe Gewichtsabnahme legt nahe, dass bei dieser Patientin ein über dem Durchschnitt liegender Grundumsatz vorhanden ist. Das hat sich bei der Messung auch bestätigt (1980 kcal/Tag).

Dieses Beispiel zeigt auch, dass rot gekennzeichnete Lebensmittel nicht verboten sind und bei geschickter Kombination auch weiterhin verzehrt werden können.

PATIENTIN 2
VOR DER ERNÄHRUNGSUMSTELLUNG

Menge	Zutaten	g	kcal
	FRÜHSTÜCK		
3 Scheiben	Kartoffelbrot	100	220
	Butter	60	480
3 EL	Marmelade	60	162
1	Schokoriegel	30	162
	MITTAGESSEN		
1 Paar	Bratwürste	120	372
1 Stück	Käsekuchen	150	420
	ABENDESSEN		
3 Scheiben	Nussbrot	200	480
	Romadur, 50% F.i.Tr.	150	405
Gesamt		**870**	**2701**

Tab. 3a

PATIENTIN 2
NACH DER ERNÄHRUNGSUMSTELLUNG

Menge	Zutaten	g	kcal
	FRÜHSTÜCK		
3 Scheiben	Vollkornbrot	100	200
	Halbfettbutter	5	19
1 EL	Marmelade	20	54
1	Apfel	150	75
	MITTAGESSEN		
3	Regensburger	150	405
	Zwiebeln	30	6
1	Essiggurken	30	6
1 EL	Öl	8	72
1	Brötchen	60	162
	ABENDESSEN		
	Kartoffelsalat	200	200
1	paniertes Schnitzel	150	480
Gesamt		**903**	**1679**

Tab. 3b

DIE BEDEUTUNG DES ERNÄHRUNGSPROTOKOLLS

Kompromisse – individuell entscheiden

Der in Tab. 4a–c dargestellte Verlauf bei Patient 3 zeigt einmal die geringe Kalorienaufnahme durch deutliche Reduktion der Energiedichte (Tab. 4b). Da dieser Patient aber auch gerne von Zeit zu Zeit Lebensmittel mit höherer Energiedichte essen möchte, hat er als Kompromisslösung an solchen Tagen die Menge des Essens reduziert (Tab. 4c). Damit ist er in der Lage, die Kalorienzufuhr gleichermaßen niedrig zu halten, trotz der höheren durchschnittlichen Energiedichte. Dieser Patient hat 21 kg in 14 Monaten abgenommen.

Diese Kompromisslösung einer vielleicht nicht ganz zufriedenstellenden Sättigung muss jeder für sich individuell entscheiden.

PATIENT 3	VOR DER ERNÄHRUNGSUMSTELLUNG		
Menge	Zutaten	g	kcal
	FRÜHSTÜCK		
1 Scheibe	Graubrot	35	77
	Butter	10	80
1 Scheibe	Emmentaler	25	100
	MITTAGESSEN		
2 Paar	Wiener Würstchen	200	560
	Reis	180	198
	Salat	150	60
	ABENDESSEN		
1 Scheibe	Graubrot	35	77
	Brathering	150	300
	Rettich	100	20
Gesamt		**885**	**1472**

Tab. 4a

DIE BEDEUTUNG DES ERNÄHRUNGSPROTOKOLLS

PATIENT 3	NACH DER ERNÄHRUNGSUMSTELLUNG		
Menge	Zutaten	g	kcal
	FRÜHSTÜCK		
1 Scheibe	Graubrot	55	121
	Brotauftrich, 24% Fett	26	60
	MITTAGESSEN		
	Salzkartoffeln	200	140
1	Hähnchenbrustfilet	150	150
	Blaukraut	150	30
	ABENDESSEN		
3 Scheiben	Knäckebrot	30	96
	Frischkäse, 16% Fett	47	94
	Rettich	100	20
	Hähnchenbrust in Aspik	100	110
Gesamt		858	821

Tab. 4b

PATIENT 3	NACH DER ERNÄHRUNGSUMSTELLUNG		
Menge	Zutaten	g	kcal
	FRÜHSTÜCK		
1 Scheibe	Graubrot	56	124
	Brotaufstrich, 24% Fett	24	55
	MITTAGESSEN		
	Kartoffelbrei	200	160
1 Paar	Bratwürste	120	370
	ABENDESSEN		
3 Scheiben	Knäckebrot	30	96
	Hüttenkäse	110	88
	Schinkenwurst	80	168
Gesamt		620	1061

Tab. 4c

DIE BEDEUTUNG DES ERNÄHRUNGSPROTOKOLLS

Konsequente Verringerung der Energiedichte führt zu Gewichtsverlust

Die Situation bei einem weniger optimalen Verhältnis zwischen Essensmenge einerseits und Ruheenergieverbrauch andererseits illustriert Tab. 5a und b. Diese Patientin braucht eine relativ große Essensmenge, um satt zu werden (1200 g). Ihr Ruheenergieverbrauch liegt aber nur bei 1570 kcal/Tag. Außerdem verzehrt sie verschiedene Lebensmittel mit hoher Energiedichte, so dass die Kalorienaufnahme insgesamt 2664 kcal/Tag beträgt, was einer Energiedichte von 2,2 kcal/g entspricht. Ernährungsprotokolle im Verlauf haben gezeigt, dass die Essensmenge zum Teil sogar noch höher liegt (1425 g/Tag). Sie hat während der ersten 8 Wochen kein Gewicht verloren und erst nach schrittweiser Reduktion der Energiedichte von durchschnittlich 2,2 auf 1,0 kcal/g (Tab. 5b) ist es zu einem allmählichen Gewichtsverlust gekommen.

PATIENT 4
VOR DER ERNÄHRUNGSUMSTELLUNG

Menge	Zutaten	g	kcal
	FRÜHSTÜCK		
	Brötchen	120	324
	Butter	20	160
	Emmentaler	50	200
	MITTAGESSEN		
	Zanderfilet	100	80
	Spargel	400	80
	Butter	20	160
	Käsekuchen	150	420
	ABENDESSEN		
	Schüttelbrot	200	640
	Emmentaler	150	600
	Gesamt	**1210**	**2664**

Tab. 5a

PATIENT 4
NACH DER ERNÄHRUNGSUMSTELLUNG

Menge	Zutaten	g	kcal
	FRÜHSTÜCK		
	Kaki	300	155
	MITTAGESSEN		
	Hähnchenkeule	150	255
	Reis, gekocht	120	132
	Gemüse	100	20
	ZWISCHENMAHLZEIT		
	Vollkornbrot	100	200
	Ricotta	120	192
	Schokoladen-pudding light	150	135
	ABENDESSEN		
	Austernpilze	200	40
	Eier	180	270
	Öl	5	45
	Gesamt	**1425**	**1439**

Tab. 5b

DIE BEDEUTUNG DES ERNÄHRUNGSPROTOKOLLS

Abnehmen auch im Alter möglich

Tab. 6a und b verdeutlichen das Problem des Abnehmens bei älteren Menschen mit geringem Ruheenergieverbrauch. Diese 75-jährige Patientin mit 22 kg Übergewicht und Diabetes hat einen Grundumsatz von 1300 kcal/Tag. Das Protokoll ihrer üblichen Essgewohnheiten zeigt, dass die Nahrungsmenge, die sie für die Sättigung benötigt, mit 780 g/Tag deutlich unter dem Durchschnittswert liegt. Die Ernährungsumstellung (Tab. 6b) auf einige Lebensmittel mit geringerer Energiedichte führt, unter Aufrechterhaltung der Essensmenge, zu einer Reduktion der Kalorienaufnahme um 300 kcal/Tag. Die Energiedichte ist nicht in dem Idealbereich, in dem sie eigentlich liegen sollte. In erster Linie ist es darauf zurückzuführen, dass sie ihre Gewohnheit, am Nachmittag ein Stück Kuchen zu essen, nicht aufgeben möchte. Es ist schwer, diese über mehr als 40 Jahre liebgewonnene Gewohnheit aufgeben zu müssen. Dieses Beispiel verdeutlicht ein Problem, das bei vielen Menschen vorhanden ist. Sie hat für sich als Kompromisslösung eine Reduktion der Essensmenge an zahlreichen Tagen

PATIENTIN 5
VOR DER ERNÄHRUNGSUMSTELLUNG

Menge	Zutaten	g	kcal
	FRÜHSTÜCK		
	Vollkornbrötchen	60	120
	Sojamargarine	10	80
	Tilsiter	50	175
	MITTAGESSEN		
	Leberkäse	100	300
	Kohlrabigemüse	100	20
	Reis, gekocht	100	110
	ZWISCHENMAHLZEIT		
	Käsekuchen	120	336
	ABENDESSEN		
	Vollkornbrot	90	180
	Heringsfilet in Tomatensoße	150	300
Gesamt		780	1621

Tab. 6a

PATIENTIN 5
NACH DER ERNÄHRUNGSUMSTELLUNG

Menge	Zutaten	g	kcal
	FRÜHSTÜCK		
	Weizenmischbrot	60	132
	Quark, 20 % F. i. Tr.	40	44
	Marmelade	30	81
	MITTAGESSEN		
	Schweinekotelett, gebraten	120	260
	Gemüse	150	30
	Salzkartoffeln	80	56
	ZWISCHENMAHLZEIT		
	Bienenstich	100	300
	ABENDESSEN		
	Vollkornbrötchen	90	180
	Bismarckhering	120	250
Gesamt		790	1333

Tab. 6b

DIE BEDEUTUNG DES ERNÄHRUNGSPROTOKOLLS

durchgeführt und auf diese Art die Kalorienaufnahme ausreichend reduziert, um abnehmen zu können.

Fazit: Es gibt kein Dogma – individuelle Vorlieben dürfen berücksichtigt werden.

Die aufgeführten Beispiele demonstrieren, dass jeder auf seine individuelle Art die Ernährungsumstellung durchführt. Der „neue Essenstrott" muss eine ausreichende Vielfalt und Abwechslung der verzehrten Lebensmittel gewährleisten. Ausreichende Vielfalt muss aber immer individuell gesehen werden. Es geht nicht darum, dass plötzlich die gesamte Palette an Lebensmitteln, die der Markt anbietet in der neuen Essensweise vorhanden sein muss. Es geht vielmehr darum, dass ein bestimmtes Spektrum an Lebensmitteln, das unter der alten Ernährungsweise gerne verzehrt wurde, sich nach der Ernährungsumstellung noch wiederfindet. Dies kann durchaus nur ein sehr kleiner Ausschnitt dessen sein, was im Markt vorhanden ist und muss auch nicht mit dem übereinstimmen, was als so genannte gesunde Ernährung immer wieder angepriesen und verordnet wird. Tab. 7 verdeutlicht dies am Beispiel einer 36-jährigen Patientin mit extremem Übergewicht (BMI 49 kg/m², 115 kg). Die Gewichtsreduktion nach Ernährungsumstellung betrug 40 kg innerhalb eines Zeitraumes von 2½ Jahren und weitere 8 kg in den folgenden 1½ Jahren. In erster Linie hat diese Patientin durch drastische Reduktion der Fettmenge die Kalorienaufnahme verringert. Die Essensmenge ist vergleichbar groß geblieben. Obst-und Gemüseverzehr haben bei ihr keinen großen Stellenwert, was sich auch unter der Therapie nicht geändert hat. Sie „benötigt" ungefähr einmal in 14 Tagen den Besuch einer Fast-Food-Kette und auch eine gewisse Menge an Süßigkeiten mit Schokoladengeschmack für ihre Zufriedenheit.

Tab. 7: Essensmenge und Kalorienaufnahme innerhalb eines Zeitraums von jeweils 14 Tagen vor sowie 2½ Jahre nach erfolgter Ernährungsumstellung bei einer stark adipösen Frau (36 J., 115 kg, BMI 49 kg/m²).

ERNÄHRUNGSUMSTELLUNG	VOR THERAPIE		NACH 2 JAHREN	
Lebensmittel	g	kcal	g	kcal
Brot weiß/grau	665	1663	375	825
Semmeln	470	1230	1000	2300
Knäckebrot	60	180		
Butter	450	3600	20	160
Brotaufstrich 24% Fett			150	350
Marmelade	50	150	70	77
Honig	40	120	30	90
Leberwurst 21% Fett	240	720	90	243
Wurst Pute/Schinken	150	500	160	200
Quark	1000	1100	600	600
Eier	480	720	120	180

DIE BEDEUTUNG DES ERNÄHRUNGSPROTOKOLLS

Lebensmittel	VOR THERAPIE		NACH 2 JAHREN	
	g	kcal	g	kcal
Leberkäse	300	900		
Würstchen leicht	400	1200	300	450
Hack	300	600		
Hähnchen	500	750		
Schweinefleisch	250	350	1000	1400
Putenfleisch			800	800
Fisch	300	450	300	450
Fischstäbchen	200	400		
Big Mac	200	500	200	500
Fisch Mac	200	400		
Pizza	400	1000	400	1000
Pommes frites (Backofen)	400	840	100	160
Nudeln	1000	1400	600	840
Nudelsoße	300	570		
Reis	800	880	800	880
Kartoffeln	500	400	300	210
Semmelknödel			700	1120
Kroketten			200	380
Milchreis	400	440		
Pfannkuchen	500	1100	500	1100
Kartoffelsalat du darfst	300	630	430	600
Gemüse	500	100	300	60
Obst			950	475
Apfelmus			150	150
Joghurt	450	270		
Kuchen	800	2400	300	840
Schokolade	250	1350	100	540
Schokoriegel	200	850		
Müsliriegel Schoko Free			550	1800
Snickers			60	350
Mohrenkopf			40	160
Gummibärchen	100	340		
Chips	100	530		
Erdnüsse	50	300		
Eisbecher Diäteis	150	300	200	200
Joghurette			50	250
Pudding			750	975
GESAMT (14 Tage)	13 155	29 233	12 695	20 715
pro Tag	940	2088	907	1480
ED	2,22 kcal/g		1,63 kcal/g	

DIE BEDEUTUNG DES ERNÄHRUNGSPROTOKOLLS

Die hier dargestellten Patientenbeispiele sind in Tabelle 8 noch einmal zusammengefasst dargestellt. Die Nahrungsmenge, die für die Sättigung wichtig ist, blieb auch nach Ernährungsumstellung erhalten. Die Kalorienaufnahme wurde deutlich reduziert, was gleichbedeutend mit einer Senkung der Energiedichte ist. Die Makronährstoffe Kohlenhydrat (KH), Eiweiß und Fett wurden individuell sehr unterschiedlich verändert. Das unterstreicht, dass die relative Verschiebung der einzelnen Makronährstoffe von untergeordneter Bedeutung gegenüber der Reduktion der Energiedichte ist, um erfolgreich abzunehmen.

Tab. 8: Tägliche durchschnittliche Essensmenge, Makronährstoffe und relativer Energieanteil vor und nach der Ernährungsumstellung.

	PAT. 1		PAT. 2		PAT. 3		PAT. 4		PAT. 5		PAT. 6	
	vor	nach	vor	nach	vor	nach	vor	nach	vor	nach	vor	nach
Nahrungs-menge (g)	1040	1030	870	903	885	858	1210	1425	780	790	940	907
Energie (kcal)	2269	1506	2701	1679	1472	821	2664	1439	1621	1333	2088	1480
Energiedichte (kcal/g)	2,2	1,5	3,1	1,9	1,7	1,0	2,2	1,0	2,1	1,7	2,2	1,6
KH g	191	116	243	143	78	83	258	134	115	143	194	196
Energie %	34	33	38	36	22	42	39	36	30	46	38	52
Eiweiß g	112	111	77	68	67	76	131	87	77	71	77	72
Energie %	20	32	12	17	19	39	20	23	20	23	15	19
Fett g	119	55	148	83	94	17	121	70	87	42	111	49
Energie %	47	35	50	47	59	19	41	41	50	31	48	29
Gewichts-verlust	9 kg in 11 Mon.		20 kg in 14 Mon.		21 kg in 14 Mon.		7 kg in 16 Mon.		10 kg in 9 Mon.		48 kg in 4 Jahren	

Welche Lebensmittel sind die wesentlichen Energielieferanten?

Die Auswertung der Ernährungsprotokolle von 260 übergewichtigen und adipösen Patienten, die ihre Ernährungsgewohnheiten über jeweils 10 aufeinanderfolgende Tage festgehalten haben, ermöglicht eine Einordnung der verschiedenen Lebensmittel hinsichtlich ihrer Bedeutung als tägliche Energielieferanten. Die Ergebnisse sind in der Tab. 9 zusammengefasst dargestellt. Die durchschnittliche tägliche Kalorienaufnahme wird durch 3 Faktoren beeinflusst. Erstens ist die tägliche Essensmenge von Bedeutung, zweitens spielt die Energiedichte eine Rolle und drittens ist die

DIE BEDEUTUNG DES ERNÄHRUNGSPROTOKOLLS

Tab. 9: Beitrag verschiedener Lebensmittel an der täglichen Kalorienaufnahme. Ausgewertet wurden 2600 Ernährungsprotokolle übergewichtiger und adipöser Patienten. Jedes Ernährungsprotokoll entspricht einem Verzehrtag. % kcal entspricht dem prozentualen Anteil an der täglichen Gesamtkalorienaufnahme. % Verzehrtage gibt an, an wie viel der insgesamt ausgewerteten 2600 Verzehrtage das jeweilige Lebensmittel gegessen wurde; die Essensmenge entspricht dem Durchschnittswert des jeweiligen Lebensmittels berechnet aus den Tagen an denen dieses Lebensmittel auch tatsächlich gegessen wurde.

	% kcal	% Verzehrtage	Essensmenge (g)
1. Brot	18,4	91,8	140
– Brötchen	7,0	49,5	96
– Weißbrot	6,0	40,1	94
– Graubrot	3,3	24,7	105
– Vollkornbrot	2,1	11,7	88
2. Reis, Nudeln, Kartoffeln, etc.	9,2	62,3	229
3. Kuchen	7,5	33,9	119
4. Käse	6,1	45,2	66
5. Leberkäse,Bratwürste,etc.	6,0	22,9	150
6. Fleisch	5,8	42,5	181
7. Wurst	3,8	38,9	65
8. Süßigkeiten	3,6	22,6	62
– Schokolade	2,5	16,1	49
– Gummibären	0,7	6,5	54
– Schokoriegel	0,4	3,0	42
9. Obst	3,5	49,0	245
10. Öl	3,2	40,2	15
11. Streichfett	3,2	48,7	19
12. Fastfood	2,8	7,9	246
13. Müsli	2,6	10,4	220
14. Yoghurt	2,4	22,2	184
15. Aufläufe	2,0	5,6	305
16. Paniertes	1,7	5,7	163
17. Marmelade	1,7	34,2	25
18. Gemüse	1,6	66,4	208
19. Knabbereien	1,6	7,8	64
20. Kekse	1,5	10,0	65
21. Fisch	1,3	12,0	152
22. Pommes frites	1,2	7,8	165
23. Suppen	1,2	13,3	255
24. Eier	1,0	15,0	81
25. Eis	1,0	6,3	131

Fortsetzung auf Seite 40

DIE BEDEUTUNG DES ERNÄHRUNGSPROTOKOLLS

	% kcal	% Verzehrtage	Essensmenge (g)
26. Schinken, Braten, etc.	1,0	21.3	62
27. Feinkostsalate	0,9	4,4	164
28. Soße	0,9	23,9	79
29. Eintopf	0,9	4,4	339
30. Sahne	0,9	12,6	46
31. Dessert	0,8	5,4	162
32. Quark	0,5	10,1	92
33. Zucker	0,1	3,9	15
34. Trockenobst	0,1	1,7	53

Verzehrshäufigkeit, d. h., die Zahl der Tage, an denen das jeweilige Lebensmittel gegessen wird, entscheidend. Der Brotverzehr führt mit Abstand diese Liste an. Fast 20% der täglichen Kalorienaufnahme erfolgt durch Brot, gefolgt von Nudeln, Reis, Kartoffeln und anderen kohlenhydrathaltigen Beilagen, die zusammen auch fast 10% der Kalorienzufuhr ausmachen. Es sind also lediglich 2 von den hier ausgewerteten 34 Lebensmittelgruppen für nahezu $1/3$ der täglichen Energiemenge verantwortlich. Das ist insofern bemerkenswert, da diese Kohlenhydratträger überwiegend im niedrigen bis mittleren Energiedichtebereich liegen. Der hohe Anteil an der Gesamtenergieaufnahme resultiert letztlich nicht nur aus der Verzehrmenge, sondern auch aus der Verzehrshäufigkeit. Nahezu jeden Tag wird Brot in irgendeiner Form gegessen.

Fleischwaren wie Leberkäse, Bratwürste, Wienerwürstchen, etc. werden nur etwa halb so oft gegessen wie Fleisch in unverarbeiteter Form. Außerdem ist die durchschnittliche Verzehrmenge von Fleisch noch größer, aber trotzdem tragen die verarbeiteten Fleischwaren mehr zur Gesamtkalorienaufnahme bei. Das ist das Ergebnis der hohen Energiedichte verarbeiteter Fleischwaren. Noch deutlicher wird dies beim Käse. Hier beträgt die Verzehrmenge nur ein $1/3$ im Vergleich zum Fleisch bei vergleichbarer Verzehrshäufigkeit. Aufgrund der hohen Energiedichte trägt Käse aber mehr zur täglichen Kalorienaufnahme bei.

Besonders beachtet werden sollte auch Obst, das an 9. Stelle der Energielieferanten steht. Obst hat zwar mit 0,5 kcal/g eine niedrige Energiedichte, aber die Verzehrmenge ist groß und Obst wird immerhin im Durchschnitt jeden 2. Tag konsumiert. Selbst Gemüse, das mit 0,2 kcal/g die niedrigste Energiedichte von allen festen Nahrungsbestandteilen hat, liegt immerhin noch an 18. Stelle der insgesamt 34 ausgewerteten Lebensmittelgruppen. Dies ergibt sich aus einer hohen Anzahl von Verzehrtagen (66%), in Kombination mit einer großen Verzehrmenge (208 g).

Frühstück

Das Frühstück ist der Beginn der täglichen Kalorienaufnahme. Die Auswertung der Ernährungsprotokolle hat gezeigt, dass die bereits beim Frühstück verzehrten Kalorien ganz entscheidend für die Höhe der täglichen Gesamtenergieaufnahme sind. Beim Frühstück beträgt die durchschnittlich verzehrte Nahrungsmenge 200 g und die durchschnittliche Energiedichte liegt bei 2,3 kcal/g. Das heißt, dass beim Frühstück die Energiedichte deutlich über den wünschenswerten 1,5 kcal/g liegt. Die meisten Menschen mit Gewichtsproblemen müssen also bereits beim Frühstück an der Energiedichte der Lebensmittel Veränderungen vornehmen.

Beim Frühstück lassen sich anhand der Essgewohnheiten im wesentlichen zwei Gruppen unterscheiden. Die eine Gruppe verzehrt zum Frühstück Brotwaren, entweder mit süßen (Marmelade, Honig, etc.) oder mit herzhaften Belägen (Wurst, Käse, etc.). Die zweite Gruppe verzehrt zum Frühstück hauptsächlich Müsli in den unterschiedlichsten Variationen.

Brotesser

Die Energiedichtetabelle zeigt sehr deutlich, dass es keine Brotsorte mit niedriger Energiedichte gibt. Am günstigsten ist das Verhältnis zwischen Energiegehalt und Menge beim Vollkornbrot. Die Energiedichte beträgt 2,0 kcal/g. Alle anderen Brotsorten liegen höher. Der Verzehr von 100 g Vollkornbrot bedeutet eine Kalorienaufnahme von 200 kcal, während beim Verzehr von 100 g Weißbrot 250 kcal, bei 100 g Semmel 270 kcal zugeführt werden. Ein täglicher Energieüberschuss von 70 kcal entspricht einer jährlichen Gewichtszunahme von ca. 3 kg, was eine durchaus realistische Zunahme des Körpergewichts bei sehr vielen Menschen mit Gewichtsproblemen darstellt. Dieses Beispiel zeigt, dass lediglich durch die Auswahl der Brotsorte ohne Veränderungen der Essensmenge bzw. der Beläge, das Körpergewicht reduziert werden kann.

Neben der Energiedichte ist die Portionsgröße, in der die einzelnen Brotsorten verzehrt werden, ein entscheidender Faktor. Die Portionsgröße beim Brot wird bestimmt durch den Durchmesser und die Schnittstärke, bei Semmeln durch die verzehrfertige Einheit. Bereits durch unterschiedliche Formen können selbst bei den energieärmeren Misch- und Vollkornbroten Differenzen in der Kalorienaufnahme von 50 kcal pro Brotscheibe auftreten (Abb. 17a–17c). Ein ähnlicher Unterschied kann durch Veränderungen der Schnittstärke erzielt werden. Bei Verzehr von 2–3 Brotscheiben – eine beim Frühstück durchaus übliche Menge – kann die Differenz in der Kalorienaufnahme 100–150 kcal betragen.

FRÜHSTÜCK

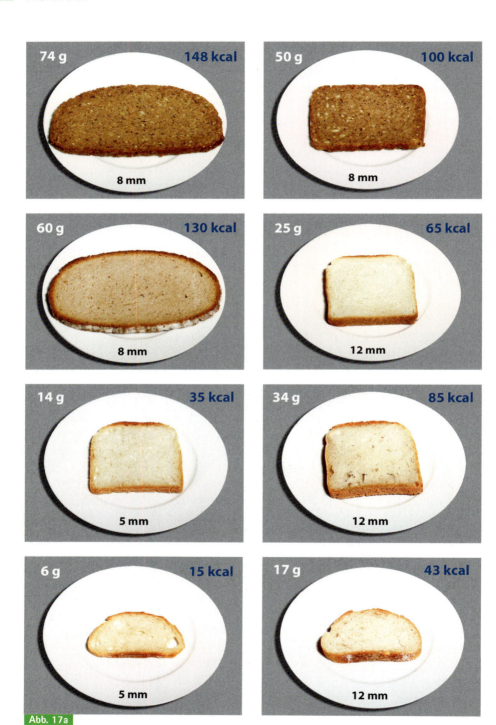

Abb. 17a

FRÜHSTÜCK

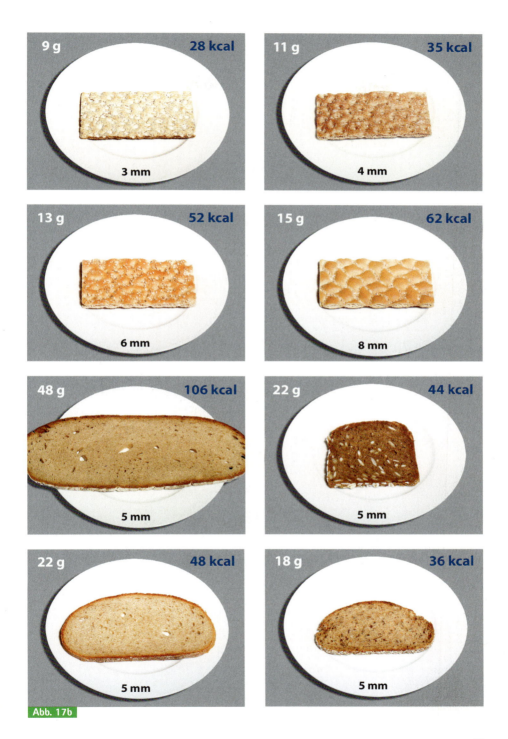

Abb. 17b

FRÜHSTÜCK

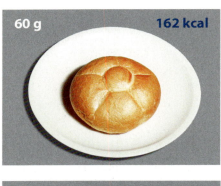
60 g — 162 kcal

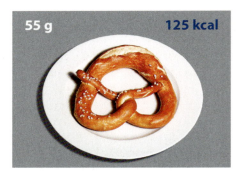
55 g — 125 kcal

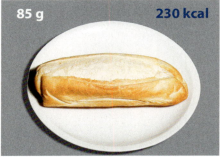
85 g — 230 kcal

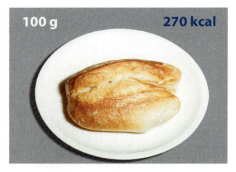
100 g — 270 kcal

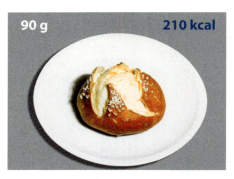
90 g — 210 kcal

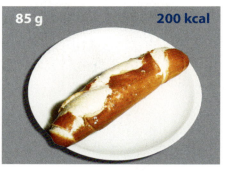
85 g — 200 kcal

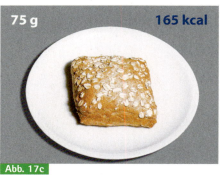
75 g — 165 kcal

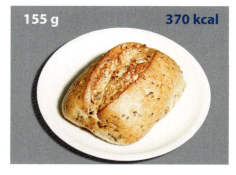
155 g — 370 kcal

Abb. 17c

FRÜHSTÜCK

Verhältnis von Brot zu Belag

Streichfett

Für viele Menschen ist das Streichfett ein wesentlicher Bestandteil des Belages. In Anbetracht der hohen Energiedichte des Streichfettes auf Butter- oder Margarinebasis, kann die ohnehin schon hohe Energiedichte des Brotes nur noch ungünstiger werden. Auch die Verwendung von Halbfettbutter bzw. Halbfettmargarine führt lediglich dazu, dass die Erhöhung der Energiedichte etwas weniger ungünstig ausfällt (Tab. 10). Wie Abb. 18 illustriert, können selbst sehr kleine Verzehrmengen von Streichfett zu einem hohen Gewichtszuwachs führen. Auch die sehr beliebte und schnell einmal zwischendurch verzehrte Butterbrezel erfährt durch den Butterbelag eine deutliche Steigerung der Energiedichte (Abb. 19). Die einzige Möglichkeit, die Energiedichte des Brotes nach unten auszugleichen, ist die Verwendung von Magerquark (0,7 kcal/g) als Streichfett (Tab. 11). Unabhängig von der Brotsorte, führt But-

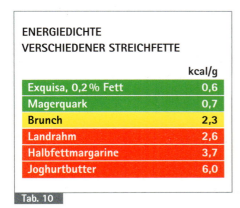

ENERGIEDICHTE VERSCHIEDENER STREICHFETTE

	kcal/g
Exquisa, 0,2 % Fett	0,6
Magerquark	0,7
Brunch	2,3
Landrahm	2,6
Halbfettmargarine	3,7
Joghurtbutter	6,0

Tab. 10

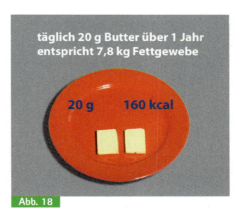

täglich 20 g Butter über 1 Jahr entspricht 7,8 kg Fettgewebe

20 g   160 kcal

Abb. 18

BEDEUTUNG DES STREICHFETTES FÜR DIE VERÄNDERUNG DER KALORIENAUFNAHME

	g	kcal	kcal/g
Graubrot (1 Scheibe)	25	55	2,2
Weißbrot (1 Scheibe)	25	63	2,5
Butter	10	80	8,0
Quark, 0,2 % Fett	10	7	0,7
Graubrot + 10 g Butter	35	135	3,9
Weißbrot + 10 g Butter	35	143	4,1
Graubrot + 10 g Quark	35	62	1,8
Weißbrot + 10 g Quark	35	70	2,0

Tab. 11

FRÜHSTÜCK

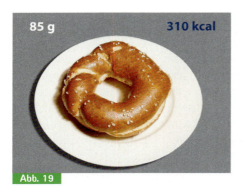 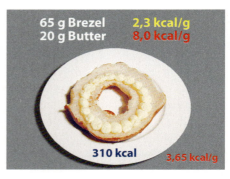

Abb. 19

ter immer zu einer weiteren Zunahme der Energiedichte, während Quark bei beiden Brotsorten die Energiedichte des bestrichenen Brotes absenkt.

Süßer Belag

Für viele Menschen ist das Streichfett ein wesentlicher Bestandteil des Belages. Bei Broten mit süßem Belag steigern Marmelade (2,7 kcal/g), Honig (3,3 kcal/g) und Nuß-Nougatcreme (5,2 kcal/g) die verzehrte Gesamtenergie (Abb. 20).

Aufgrund der hohen Energiedichte aller drei süßen Beläge kann die durchschnittliche Energiedichte des Frühstücks in keinem Fall abgesenkt werden. Die ohnehin durch Brot und Streichfett hohe Kalorienaufnahme wird in Abhängigkeit von der Menge des süßen Belages nur noch weiter gesteigert.

Um die durchschnittliche Energiedichte von 1,5 kcal/g nicht zu überschreiten, muss bei Verwendung von Weißbrot ein Belag aus Magerquark und selbsthergestellter Konfitüre verwendet werden. Wird bei der Herstellung von Konfitüre mit 3:1 Geliermittel gearbeitet, kommt man mit 300 g Zucker für 1000 g Fruchtmasse aus. Das bedeutet eine Energiedichte der selbst hergestellten Konfitüre von 1,3 kcal/g. 25 g Weißbrot, bestrichen mit 15 g Magerquark und 40 g selbst hergestellter Konfitüre ergeben eine Essensmenge von 80 g mit einer durchschnittlichen Energiedichte von 1,5 kcal/g.

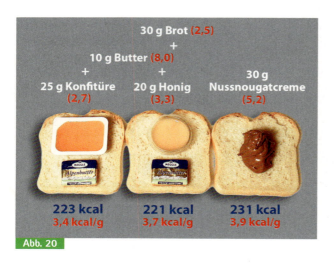

Abb. 20

FRÜHSTÜCK

Brötchen versus Brot

Eine häufige Alternative zum Weißbrot stellt das Brötchen zum Frühstück dar. Von den verzehrten Brotsorten haben die Brötchen den größten Anteil an der täglichen Kalorienaufnahme (Tab. 9). Vom Gewicht entspricht eine Semmel etwa 2 Scheiben Brot. Wie Tab. 12 veranschaulicht, führt der Verzehr von nur einem Brötchen mit süßem Belag bereits zu einer überdurchschnittlich hohen Kalorienaufnahme im Verhältnis zur Essensmenge. Wird anstelle der Butter und der handelsüblichen Marmelade 20 g Magerquark mit 40 g selbst hergestellter Konfitüre als Brötchenbelag verzehrt, so ergibt sich bei einer Essensmenge von 120 g immer noch eine durchschnittliche Energiedichte von 1,9 kcal/g. Das ist zwar noch nicht ideal, aber stellt zumindest eine deutliche Verbesserung dar (Tab. 12).

In der Praxis wird ein Brötchen immer vollständig verzehrt, so dass die Gefahr einer überhöhten Kalorienaufnahme besonders groß ist. Beim Verzehr von Brot anstelle der Brötchen ist eine Reduktion der Verzehrmenge leichter durchführbar, indem nur ein oder zwei Scheiben gegessen werden.

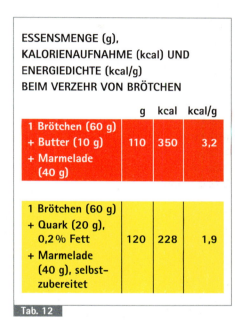

Tab. 12

ESSENSMENGE (g), KALORIENAUFNAHME (kcal) UND ENERGIEDICHTE (kcal/g) BEIM VERZEHR VON BRÖTCHEN

	g	kcal	kcal/g
1 Brötchen (60 g) + Butter (10 g) + Marmelade (40 g)	110	350	3,2
1 Brötchen (60 g) + Quark (20 g), 0,2 % Fett + Marmelade (40 g), selbstzubereitet	120	228	1,9

Pikanter Belag

Beim pikanten oder herzhaften Frühstück besteht der Belag aus Wurst, Käse, Kräuterquark oder ähnlichem. Basis des pikanten Frühstücks ist ähnlich wie beim süßen Frühstück das Brot, wobei allerdings Vollkorn- und Mischbrot anstelle des Weißbrotes im Vordergrund stehen.

Auch beim herzhaften Frühstück ist das Mengenverhältnis der einzelnen Komponenten von großer Bedeutung. Da, wie bereits erwähnt, die Energiedichte des Brotes immer über dem Zielwert von 1,5 kcal/g liegt, muss, um diesen Wert zu erreichen, eine größere Menge herzhafter Belag mit möglichst geringer Energiedichte gewählt werden, um den entsprechenden „Verdünnungseffekt" zu erzielen. Wenn man trotzdem auf einen Belag mit höherer Energiedichte nicht verzichten will (z.B. besonders intensiv schmeckender Käse), sollte der Belag möglichst dünn ausfallen, um die Gesamtenergieaufnahme in Grenzen zu halten. Es muss jedem bewusst sein, dass er mit derartigen Kombinationen einen ungünstigen Sättigungseffekt hat oder aber die bei dieser Art von Frühstück automatisch anfallende höhere Kalorienmenge dann im weiteren Verlauf des Tages wieder ausgleichen muss.

FRÜHSTÜCK

Ist das Mengenverhältnis von Brot zum Belag 1:1, wie in der Abb. 21a dargestellt, liegt die Energiedichte mit 1,7 kcal/g oberhalb des anzustrebenden Durchschnittswertes von 1,5 kcal/g. Bei den Fleisch- und Wurstwaren kann die durchschnittliche Energiedichte durch Verwendung weitestgehend unverarbeiteter Fleischprodukte, wie Kochschinken, Rohschinken und kaltem Braten, reduziert werden. Deshalb sollte das Verhältnis zwischen Brot und energiearmem (grünem) Belag mit einer Energiedichte von ≤1,5 kcal/g 1:2 betragen (Abb. 21b). Entspricht eine derartig große Menge Schinken oder kalter Braten nicht den Geschmacksgewohnheiten, kann alternativ die Essensmenge durch Gemüse gesteigert werden, das zu einer drastischen Reduktion der Energiedichte führt, auch wenn das Verhältnis von Brot zu Schinken 1:1 beträgt (Abb. 21c). Die bisher zur Verfügung stehenden verarbeiteten Wurstsorten wie z.B. Salami, etc. tragen aufgrund ihrer hohen Energiedichte zwangsläufig zu einer großen Energieaufnahme bei (Abb. 21d), was sich auch am 7. Platz in der Tabelle 9 widerspiegelt.

Neue Wurstwaren mit niedriger Energiedichte

Seit kurzem hat ein neues Herstellungsverfahren für Fleisch- und Wurstwaren die Palette der Produkte mit niedriger Energiedichte deutlich erweitert. Der Metzger-

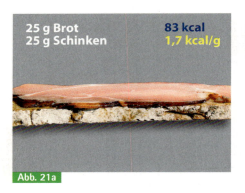

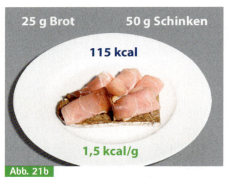

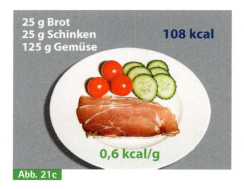

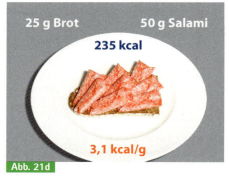

meister J. Pointner aus Mindelheim hat zusammen mit dem Fraunhofer-Institut ein Verfahren entwickelt, durch das der Fettgehalt von Wurst- und Fleischwaren massiv reduziert werden kann. Das resultiert in einer geradezu dramatischen Reduktion der Energiedichte. Diese Produkte werden von der Firma Edeka unter dem Markennamen „**vielLeicht**" vertrieben. Die Abb. 22a–22d zeigen beim Vergleich der herkömmlichen Wurstwaren mit den neuen energiearmen Produkten, dass in Abhängigkeit von der jeweils verwendeten Wurstsorte eine bis zu 50% geringere Kalorienaufnahme bei unveränderter Essensmenge möglich ist. Wenn die Menge des Belages ausreichend groß ist, fällt es erfahrungsgemäß bei pikanten Belägen leichter, das Streichfett wegzulassen. Deshalb sind die aufgeführten Beispiele ohne dessen Verwendung berechnet.

Als Alternative zu Wurst und Schinken wird bei dem herzhaften Frühstück auch gerne Käse verzehrt. Wie der Tab. 9 zu entnehmen ist, trägt Käse aufgrund seiner hohen Energiedichte erheblich zur Gesamtkalorienaufnahme bei. Dies verdeutlicht die Abb. 23. Als Alternative ist in erster Linie Quark bzw. magerer Frischkäse zu nennen. Bei gleicher Verzehrmenge können hier ebenfalls mehr als 50% der Kalorien eingespart werden (Abb. 23a). Bei Verwendung von Magerquark anstelle von Quark mit 20% F.i.Tr. kann die Energieaufnahme noch weiter abgesenkt werden. Eine ge-

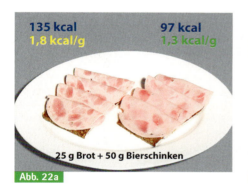

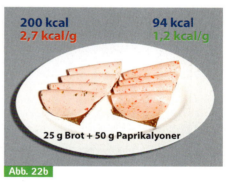

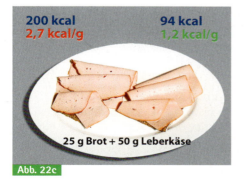

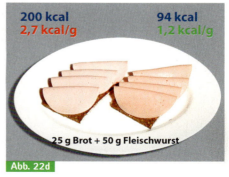

FRÜHSTÜCK

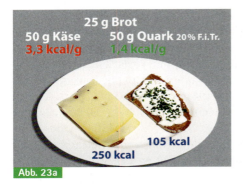
Abb. 23a

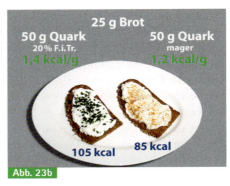
Abb. 23b

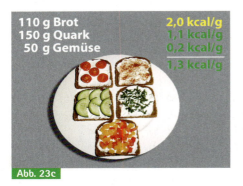
Abb. 23c

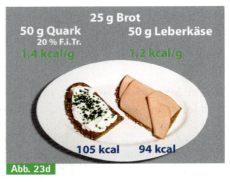
Abb. 23d

schmackliche Variante kann durch Garnitur mit Schnittlauch, Paprikapulver oder verschiedenen anderen Gemüsearten erzielt werden (Abb. 23b und 23c). Interessant ist auch der Vergleich eines Quarkbrotes mit dem neuen fettarmen Leberkäse (**vielLeicht**), wie die Abb. 23d verdeutlicht. Die Energiedichte des Leberkäses (0,9 kcal/g) liegt zwischen der von Magerquark (0,7 kcal/g) und von Quark mit 20 % F.i.Tr. (1,1 kcal/g).

Fettreduzierte Käsesorten sind im Handel in zunehmend größerer Zahl erhältlich. Die geschmackliche Akzeptanz ist individuell sicher sehr unterschiedlich. Fettreduzierte Käsesorten haben aber immer noch eine Energiedichte um 2,0 kcal/g. Das entspricht zwar noch nicht einem Lebensmittel mit niedriger Energiedichte (grüner Bereich), macht aber eine Reduktion der Kalorienaufnahme gegenüber den fettreichen Käsesorten um bis zu 200 kcal pro 100 g Käse möglich.

Die aufgeführten Beispiele mit pikantem Belag zeigen, dass bei der richtigen Wahl des Belages die Chance besteht, bereits beim Frühstück die Energiezufuhr bei ausreichender Essensmenge niedrig zu halten. Diese Möglichkeit besteht mit süßem Belag nur dann, wenn Magerquark in Kombination mit selbst hergestellter Konfitüre verwendet wird. Die neuesten Entwicklungen im Bereich der Wurstwaren, haben die geschmackliche Vielfalt deutlich verbessert.

FRÜHSTÜCK

Pikante Brötchen
Auch beim Verzehr von Brötchen anstelle von Brot wirkt sich der pikante Belag mit niedriger Energiedichte günstig aus. Verzehrt man ein halbes Vollkornbrötchen mit 25 g Quark (20%), beträgt die Energiedichte 1,8 kcal/g. Im Vergleich zum Vollkornbrot ist die Energiedichte höher, da der Brotanteil im Verhältnis zum Quark größer ist. Dies spiegelt das generelle Problem beim Verzehr von Semmeln wider, da diese in der Regel immer in zwei Hälften geteilt werden. Daraus ergeben sich Verzehrseinheiten, die zwangsläufig einen höheren Brotanteil zur Folge haben. Niemand würde den Belag entsprechend erhöhen, um ein ähnliches Verhältnis wie bei der Verwendung von Vollkornbrot zu erzielen. Denn das würde bedeuten, dass man die Hälfte eines Vollkornbrötchens mit 90 g energiearmem Belag verzehren müsste. Das ist unpraktisch, da sich Schwierigkeiten mit der Mundöffnung und beim Kauen ergeben können.

Müsli-Esser

Bei der Betrachtung der Energiedichte der üblicherweise für Müslizubereitungen verwendeten Flocken fällt auf, dass die Energiedichte mit Werten um 3,5 kcal/g hoch ist. Füllt man die Zutaten nach Augenmaß in eine vorgegebene Müslischale, würde man aufgrund der Form und Konsistenz deutlich mehr Haferflocken konsumieren (Abb. 24a).

Misst man die Flocken mit einem Esslöffel ab, entsprechen 30 g Haferflocken 3 EL und die 30 g Cornflakes entsprechen 9 EL. Dies sollte bei der Zubereitung von Müsli bedacht werden. In der Regel werden nur 30 g Flocken und z. T. auch eher weniger genommen und die Gesamtmenge des Müslis durch andere Zutaten wie Obst, Milch und Joghurt erweitert.

Nimmt man z.B. zusätzlich 150 g Obst und 150 ml Milch (1,5%) zu 30 g Cornflakes, ergibt das eine Gesamtmenge von 330 g, mit einem Energiegehalt von 261 kcal, was einer Energiedichte von 0,8 kcal/g entspricht (Abb. 24b). Anstelle der Milch kann

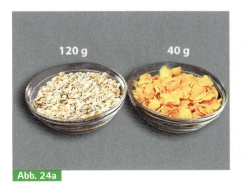
Abb. 24a

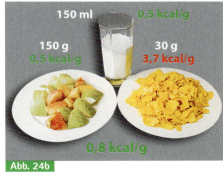
Abb. 24b

51

auch fettarmer Joghurt (1,5 %) verwendet werden. Damit ist ein Müslifrühstück deutlich günstiger als eine vergleichbare Menge von Semmeln einschließlich Belag. Man sollte beachten, dass diese Menge deutlich über der durchschnittlichen Frühstücksmenge von 200 g liegt. Selbst eine vergleichbar große Menge belegter Brote mit geringer Energiedichte ergibt einen Kalorieneintrag von mindestens 400 kcal.

„Ungünstige" Zutaten

Problematisch bei der Zubereitung von Müsli sind Sahne und Nüsse. Beide haben eine sehr hohe Energiedichte und verschieben den Gesamtkaloriengehalt eines Müslis sehr schnell nach oben. Für die niedrige Energieaufnahme bei ausreichendem Sättigungsgrad ist der Zusatz von Frischobst in der Müslimischung ganz entscheidend. Eine vergleichbare Portionsgröße durch Vermehrung des Flockenanteils würde automatisch zu einem deutlich höheren Energieeintrag führen. Nimmt man andererseits eine größere Menge an Milch anstatt Obst und belässt den Flockenanteil bei ca. 30 g, hat dies nicht den vergleichbaren Sättigungseffekt. Der hohe Flüssigkeitsanteil, der nicht mehr durch die Flocken gebunden wird, verlässt schnell den Magen und trägt somit nicht zur Aktivierung von Sättigungssignalen bei. Die Milch ist also nur dann sinnvoll, wenn sie durch die Flocken entsprechend gebunden wird.

Warme Hauptmahlzeiten

Bei warmen Hauptmahlzeiten essen übergewichtige Menschen eine Menge von 400 bis 600 g pro Mahlzeit. Dabei sollten für die Gewichtsreduktion bei den Hauptmahlzeiten 650 kcal nicht überschritten werden. Das bedeutet, dass auch bei den Hauptmahlzeiten die durchschnittliche Energiedichte nicht über 1,5 kcal/g liegen sollte. Benötigt jemand um satt zu werden ein größeres Volumen als 600 g oder mehr, muss die Energiedichte weniger als 1,5 kcal/g betragen. Das muss bei der Zusammenstellung der Lebensmittel bedacht werden. Warme Mahlzeiten bestehen meistens aus einem Fleisch- oder Fischanteil sowie einer Gemüse-/Salatbeilage, einer Kohlenhydratbeilage und einer Soße.

Fleisch

Betrachtet man die Energiedichte der verschiedenen Fleischsorten, fällt auf den ersten Blick auf, dass Fleisch eine sehr günstige Energiedichte hat. Die meisten Fleischsorten, die auch den Geschmacksgewohnheiten vieler Menschen entsprechen, haben eine Energiedichte, die unter 1,5 kcal/g liegt. Als Zubereitungsart für (fettarme) Fleischmahlzeiten eignet sich besonders Grillen, da kein zusätzliches Fett verwendet werden muss. Ebenfalls günstig ist Schmoren, ohne Fett mit etwas Gemüsebrühe. Dank der modernen Technologie ist heute mit Teflon-beschichteten Pfannen auch das Kurzbraten von Fleisch ohne oder mit nur sehr wenig Fett möglich. Auf keinen Fall sollte Fleisch paniert gebraten werden, da die Panade das Bratfett aufsaugt. Bei 100 g Schnitzel (110 kcal) verzehrt man mit der Panade zusätzlich 180 kcal.

Das heißt, dass die doppelte Verzehrmenge in Form von 200 g unpaniertem Schnitzel immer noch weniger Kalorien enthält als 100 g paniertes Schnitzel. Panierte Fleischstücke in einer beschichteten Pfanne fettfrei braten zu wollen misslingt in der Regel, da es nur an einigen Punkten aufliegt und dort schwarz wird und der Rest nicht durchgebraten ist.

Noch einige Informationen zu Hackfleisch, das im Alltag gerne und häufig verzehrt wird. Die in der Tabelle angegebene Energiedichte bei Rinderhackfleisch (2,2 kcal/g) und bei gemischtem Hackfleisch (2,6 kcal/g) entspricht der üblichen Zubereitungsart von Hackfleisch seitens des Metzgers. Beim Schweinehack kann die Energiedichte aufgrund höherer Fettbeimengungen auch noch höher liegen.

Die Energiedichte lässt sich deutlich verbessern, in dem man beim Metzger ein bestimmtes mageres Stück Fleisch aussucht und dann genau dieses Stück Fleisch zu Hackfleisch zermahlen lässt. Die Energiedichte entspricht dann dem ursprünglichen Fleischprodukt. An dem Beispiel von Tatar, das mit 1,1 kcal/g dem mageren Rindfleisch entspricht, aus dem es entsteht, ist dies gut zu erkennen. Analog kann man beim Schweinefleisch ebenfalls das Schnitzelfleisch zu Hackfleisch verarbeiten lassen

WARME HAUPTMAHLZEITEN

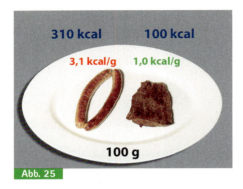
Abb. 25

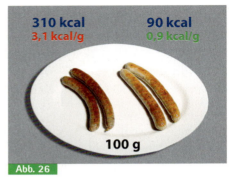
Abb. 26

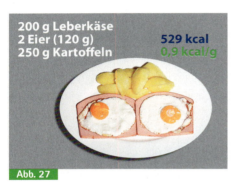
Abb. 27

und hat dann auch einen entsprechend niedrigen Energiegehalt. Wenn man die vorgefertigten Hackfleischprodukte aus der Kühltheke nimmt, empfiehlt sich eher Rinder- als Schweine- oder gemischtes Hack. Wenn man sich das Hack frisch vom Metzger zubereiten lässt, ist zwischen magerem Rinder- und Schweinegehackten kein wesentlicher Unterschied.

Auch sehr beliebt sind die häufig verzehrten Fleischwaren wie Bratwürste oder Leberkäse. Die tägliche Kalorienaufnahme durch diese Lebensmittel ist erheblich (s. Tab. 9), was in Anbetracht der hohen Energiedichte im Vergleich zu unverarbeitetem Fleisch leicht nachvollziehbar ist (Abb. 25).

Mit der bereits erwähnten Entwicklung neuer, sehr fettarmer Fleischwaren (**vielLeicht**) hat sich jedoch die Perspektive grundlegend verändert. Mit einer Energiedichte von 0,9 kcal/g können Bratwürste auch in sättigender Menge gegessen werden, da sie im Bereich des mageren Fleisches liegen und nur 30% der Kalorien üblicher Bratwürste enthalten (Abb. 26). Dasselbe gilt für den Leberkäse der neuen Generation, der ebenfalls für eine schnell zubereitete und energetisch sehr günstige warme Hauptmahlzeit zur Verfügung steht (Abb. 27).

Fisch

Wesentlich seltener als Fleisch wird zu warmen Hauptmahlzeiten Fisch verzehrt. Fisch ist aber, wenn man auf die Tabelle schaut, äußerst günstig, um eine geringe Kalorienzufuhr bei gleichzeitig hoher Verzehrmenge zu gewährleisten. Nur wenige Fischsorten haben einen Wert über 1,5 kcal/g. Selbst ein relativ fettreicher Fisch, wie der

WARME HAUPTMAHLZEITEN

Lachs (2,0 kcal/g), hat eine Energiedichte, die deutlich unter der von verarbeiteten Fleisch- und Wurstwaren (Würstchen, Leberkäse etc.) liegt. Bei 250 g Lachs gegrillt beträgt die Kalorienmenge 500 kcal, so dass noch ca. 150 kcal für Beilagen übrigbleiben. Das ist eine sehr große Portion, mit der man gut satt werden kann und die eine Energiedichte von 1,2 kcal/g hat (Abb. 28).

LACHS MIT KARTOFFELN UND GURKENSALAT		
250 g Lachs	(2,0 kcal/g)	500 kcal
100 g Kartoffeln	(0,7 kcal/g)	70 kcal
150 g Gurken	(0,2 kcal/g)	30 kcal
500 g		600 kcal

Für eine schnell zubereitete Mahlzeit sind selbst Fischstäbchen zusammen mit Kartoffelsalat durchaus geeignet, um das Hungergefühl rasch zu beseitigen (Abb. 29).

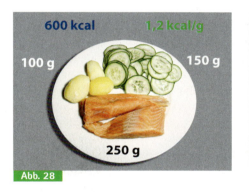
Abb. 28

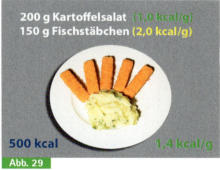
Abb. 29

Beilagen (Gemüse / Salat / Dressings)

Für das satte Abnehmen ist es vorteilhaft, wenn auch die Beilagen eine niedrige Energiedichte haben. Damit lässt sich der günstige Effekt von Fleisch oder Fisch noch verstärken (Abb. 30). In erster Linie kommt hierfür Gemüse in Frage, das eine Energiedichte von 0,2 kcal/g hat. Wird Gemüse gedünstet und mit entsprechenden Gewürzen schmackhaft zubereitet verzehrt, ist ein hoher Sättigungsgrad bei geringer Kalorienaufnahme garantiert. Fettzusätze beim Gemüseverzehr sind nicht erforderlich, da der Geschmack durch Gewürze und Salz viel besser variiert werden kann. Auch der Fettzusatz, um mehr Vitamine aufzunehmen, ist vollkommen überflüssig und sinnlos, da auch aus dem fettfrei zubereiteten Gemüse genügend große Vitaminmengen in den Körper übertreten.

Die aufwendige Zubereitung des Gemüses wird häufig als Grund für den geringen Gemüseverzehr angeführt. Der Lebensmittelhandel hat bereits fertig zubereitetes Gemüse in großer Vielfalt im Tiefkühlfach im Angebot. Auch diese Produkte sind sehr

WARME HAUPTMAHLZEITEN

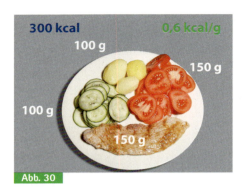

Abb. 30

kalorienarm, obwohl bei einigen Zubereitungsarten bereits eine kleine Fettmenge zugesetzt ist. Trotzdem stellt selbst dieses Gemüse eine sehr günstige Möglichkeit dar, sich satt zu essen. Außerdem ist bei sämtlichem Gemüse zu betonen, dass es sehr geringe Insulin-stimulierende Wirkung besitzt (siehe Abb. 12).

MERKE: Tiefkühlgemüse – eine günstige Alternative.

Isst man als Sättigungsbeilage anstelle der warmen Gemüsezubereitung Salate, bestehen prinzipiell keine Unterschiede.

Bei der Auswahl der einzelnen Komponenten eines gemischten Salates, sollte jeder seine Geschmacksvorlieben in den Vordergrund stellen. Salatsorten, die einem nicht schmecken, sollten konsequent weggelassen werden. Wir verfügen heute über so viele Sorten, die im Handel leicht erhältlich sind, so dass auch das gesamte Spektrum an Vitaminen und anderen Inhaltsstoffen leicht abgedeckt werden kann. Hilfreich ist, bereits fertig zubereitete Salate in den entsprechenden Kühltheken des Supermarktes zu kaufen. Insbesondere bei aufwendig herzustellenden Salaten, wie z.B. Krautsalat, ist es, wenn man keinen großen Personenkreis verköstigen muss, sehr hilfreich, eine kleinere Portion zu erwerben. Entscheidend ist bei der Salatzubereitung die Wahl der Salatsoße oder des Dressings. Tab. 13 zeigt eine Auswahl kalorienarmer Rezepte. Die Wahl des Dressings kann dann individuell gestaltet werden.

Bei fertigen Salatsoßen sollte auf die Angaben des Herstellers auf dem Etikett geachtet werden, um die möglichst energieärmste Soße auszuwählen. Durch Zugabe von Gewürzen lassen sich auch noch geschmackliche Variationen erzielen.

Besonders wichtig ist die Konsistenz von Salatsoßen, insbesondere bei den fertigen Zubereitungen. Je zähflüssiger

---

KALORIENARME SALATSOSSEN

Grundsoße
1 Becher (150 g) fettarmer Joghurt,
2 El Zitronensaft, Kräutersalz, Pfeffer.

Salatsoße mit Senf
Grundsoße, abgeschmeckt mit 2 Tl Senf

Salatsoße mit Meerrettich
Grundsoße, abgeschmeckt mit 2 Tl Meerrettich

Salatsoße mit Tomaten
Grundsoße, abgeschmeckt mit
1 El passierten Tomaten oder
1 Tl Tomatenmark

Kräutersoße
4 El Aceto balsamico
1 El Zwiebelwürfel
Kräutersalz, Pfeffer, Schnittlauch, Petersilie, (evtl. 1 Prise Zucker)

Tab. 13

WARME HAUPTMAHLZEITEN

und dicker die Soßen sind, desto eher neigt man dazu, größere Mengen zu konsumieren, da die gleichmäßige Verteilung über das gesamte Gemüse nicht gewährleistet ist und dann pro einzelnem Bissen ein hoher Anteil an Soße verzehrt wird. Gegebenenfalls muss man solche Soßen, mit Zusatz von fettarmer Milch oder Wasser etwas flüssiger machen.

Blindverkostungen haben ergeben, dass die Zugabe von Öl bei Salatsoßen geschmacklich keinen Vorteil bietet und daher weggelassen werden kann. Man investiert besser in einen gut schmeckenden Essig (Aceto balsamico, Himbeeressig, Sherryessig etc.).

Kohlenhydratbeilage

Als Beilage sind die komplexen Kohlenhydrate, wie Reis, Nudeln und Kartoffeln zu berücksichtigen, Sie werden sehr häufig als wesentliche Sättigungsbeilage verzehrt. Alle drei Beilagen haben eine große Insulin-stimulierende Wirkung (siehe Abb. 10). Bezüglich der Energiedichte schneidet die Kartoffel (0,7 kcal/g) aufgrund ihres hohen natürlichen Wassergehaltes am günstigsten ab. Die Energiedichte von Reis und Nudeln ist in einem ähnlichen Bereich wie die von fettarmem Fleisch, was besonders beim Vergleich mit anderen Beilagen wie Knödel, Brot und Pommes frites auffällt (Abb. 31). Bei der Zubereitung von Reis und Nudeln wird zunächst das Trockengewicht abgewogen. Im Hinblick auf die endgültige Verzehrmenge muss bei Nudeln der Faktor 2,5 und bei Reis 3,0 berücksichtigt werden. Das heißt, für eine Verzehrmenge von 100 g Reis müssen 30 g trockener Reis ins Wasser gegeben werden und bei Nudeln entsprechen 40 g rohe Nudeln der Verzehrmenge von 100 g.

Wenn jemand gelegentlich auf die Kohlenhydratbeilage, vor allem beim Abendessen, ganz verzichten kann und nur das Fleisch mit dem Gemüse isst, hat er güns-

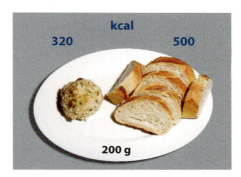

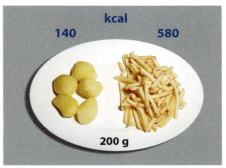

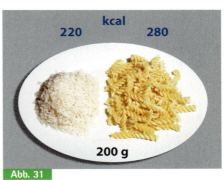

Abb. 31

tigere Voraussetzungen abzunehmen. Das muss jeder für sich individuell entscheiden. Vielen fällt gerade bei den Hauptmahlzeiten die Einschränkung der Kohlenhydratbeilage leichter als bei den kalten Mahlzeiten.

Soßen

Eine gute schmackhafte Soße ist eine wesentliche Bereicherung eines Essens. Sie kann aber für den Übergewichtigen eine große Gefahr darstellen, denn manche Soßen enthalten größere Mengen an Fett und damit viele Kalorien. Fett wird beim Anbraten von Fleisch eingesetzt oder im Laufe des Garvorgangs ausgebraten.

TIPP: Bei Bratensoßen empfiehlt es sich, dieses Fett von dem restlichen Bratenfond abzutrennen. Dafür gibt es spezielle Gefäße, die preiswert in Haushaltswarengeschäften und auch Supermärkten erhältlich sind (Abb. 32).

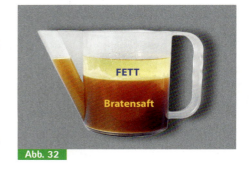
Abb. 32

Diese Vorbehandlung des Bratensaftes ermöglicht die Zubereitung einer fettarmen, geschmacklich guten Soße. Idealerweise sollte die Soße eine sämige Konsistenz haben, nicht zu wässrig und dünnflüssig sein. Dies lässt sich bereits durch das Mitbraten von Gemüse (Zwiebeln, Tomaten, Karotten, Paprika, Lauch etc.) erreichen. Das Gemüse kann in der nach der Fettabscheidung wässrigen Phase der Soße mit dem Pürierstab aufgearbeitet werden. Anschließend ist, wenn überhaupt, nur noch eine geringe zusätzliche Bindung durch Mehl erforderlich. Gewürzt wird je nach Geschmack mit Salz und Gewürzen.

Die entscheidende Frage bei allen Soßen heißt – wie groß ist ihre Bedeutung für das Zunehmen bzw. das Verhindern des Abnehmens. Hierüber gibt es die unterschiedlichsten Ansichten. Die größte Energiedichte und damit auch die Chance einer größtmöglichen Energiezufuhr findet man bei den sehr fettreichen Soßen, wie der Holländischen Buttersoße. Sie hat eine Energiedichte von 5,7 kcal/g. Bei Gerichten wie Spargel mit Schinken werden schnell 100 g Soße pro Person konsumiert, so dass allein durch die Soße 570 kcal aufgenommen werden. Das ist sicherlich die extreme Form des Soßenkonsums.

Betrachtet man Bratensoßen, ist die Gesamtbilanz günstiger. Im Rahmen eines Fleischgerichtes kann man eine Kohlenhydratbeilage von ca. 200 g Kartoffeln, Nudeln oder Reis zugrunde legen, dafür wird durchschnittlich eine Menge von 60 g Soße gebraucht. Dies entspricht 2–3 Schöpflöffeln Soße (s. Anhang). Benutzt man z.B. die wässrige Phase des mit Gemüse angereicherten Bratenfonds ist die Energiedich-

WARME HAUPTMAHLZEITEN

te extrem niedrig (< 0,4 kcal/g). Fertigsoßen liegen in einem Bereich zwischen 0,4 und 1,1 kcal/g. Es gilt, den individuellen Kompromiss zwischen Geschmack und Kaloriengehalt zu finden.

Bei den weißen Soßen kann es starke Unterschiede geben, je nach dem, wie viel kalorienreiche Zutaten der Soße zugegeben werden. Nimmt man als Basis eine Béchamelsoße, die aus Butter, Mehl, Milch und Brühe besteht (s. Tab. 14), ergibt sich eine Energiedichte von 0,8 kcal/g. Auf dieser Grundlage können verschiedene Variationen durch Zugabe von Gewürzen wie Meerrettich, Senf oder Kräutern erzielt werden, die sehr gut schmecken. Eine entsprechende Menge Salz muss natürlich dazugegeben werden. Eine Menge von 60–100 ml Soße stellt einen vertretbaren Kalorienanteil dar, der für den Geschmack des Essens von großer Bedeutung sein kann.

Problematisch werden helle Soßen erst, wenn anstelle von Milch und Brühe, Sahne und Käse und evtl. Eigelb verwendet werden. Diese Käse-Sahne-Soßen-Kombination ist sehr beliebt und wird vor allem gerne bei Nudelgerichten in Restaurants serviert. Dadurch kommt, ähnlich wie bei der Buttersoße, ein höherer Kalorieneintrag zustande (siehe Tab. 14). Eine sehr günstige Variante stellen Tomatensoßen dar. Sie werden auf der Basis von Tomatenpüree oder geschälten Tomaten hergestellt und mit verschiedenen Gewürzen geschmacklich variiert (Tab. 14).

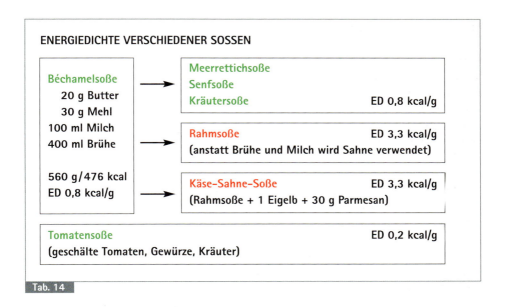

Tab. 14

WARME HAUPTMAHLZEITEN

Kohlenhydratreiche Hauptgerichte

Bei diesen Gerichten steht der Kohlenhydratanteil ganz im Vordergrund. Die weiteren Lebensmittel dienen mehr als geschmackliche Variante. Je nach Zusammensetzung und Anteil zwischen den kohlenhydrathaltigen Komponenten (Nudeln, Reis, Kartoffeln) mit den übrigen Zutaten, ergibt sich eine unterschiedliche Energiedichte. Alle diese Gerichte haben zwangsläufig einen stark Insulin-stimulierenden Effekt. Andererseits möchte man aber nicht komplett auf derartige Gerichte verzichten.

Dadurch entsteht eine ganz optimale Voraussetzung für die weitere Zunahme des Fettgewebes im Körper. Abgesehen davon wird auch durch den Fettanteil, z.B. in einer Spaghettisoße, die Energiedichte und die Kalorienaufnahme insgesamt erhöht.

Damit steht die kohlenhydratreiche Hauptmahlzeit als Einzelmahlzeit nicht im Widerspruch zu der weiter vorne erwähnten Reduktion der Kohlenhydratbeilagen bei Fleisch und Fischgerichten, wo sie nur als Geschmacks- aber nicht als Sättigungsbeilagen verzehrt werden sollten.

Bei Nudelgerichten spielt die jeweils verwendete Soße eine wesentliche Rolle. Beachtet werden sollte, dass die Fleischanteile in Nudelsoßen besonders fettarm sind. Hierfür eignet sich frisch zubereitetes Hackfleisch vom Rind oder Schwein. Man kann auch Koch- oder Rohschinken hinzufügen, ohne den Kaloriengehalt allzu sehr zu steigern. Bei der klassischen Zubereitung von Spaghetti Bolognese mit Öl, Zwiebeln,

---

VARIANTEN VON SPAGHETTISOSSEN

Hackfleischsoße, klassisch (4 Personen)	**Tomatensoße, fettarm** (4 Personen)
20 g Öl	400 g Schältomaten
30 g Zwiebelwürfel	
150 g Hackfleisch	
250 g Schältomaten	
Gewürze, Kräuter, Salz	Gewürze, Kräuter, Salz
Pro Person: 156 kcal	Pro Person: 20 kcal
Spaghetti in Hackfleischsoße	**Spaghetti in Tomatensoße**
350 g Nudeln	350 g Nudeln
100 g Hackfleischsoße	100 g Tomatensoße, fettarm
10 g Parmesan	10 g Parmesan
Nahrungsmenge: 460 g	Nahrungsmenge: 460 g
kcal: 684 kcal	kcal: 550 kcal
ED: 1,5 kcal/g	ED: 1,2 kcal/g

Tab. 15

WARME HAUPTMAHLZEITEN

gemischtem Hackfleisch, Tomaten und entsprechenden Gewürzen, enthalten 350 g Nudeln und 100 g Soße sowie 10 g Käse insgesamt 684 kcal. Das entspricht einer Energiedichte von 1,5 kcal/g (Tabelle 15). Damit liegt dieses Nudelgericht noch im Bereich der angestrebten Energiedichte. Nimmt man, wie in dem Rezept aufgeführt, eine fettreduzierte Spaghettisoße, kann man die Energiedichte auf 1,2 kcal/g reduzieren, was bei der vorgegebenen Essensmenge einer Einsparung von 134 kcal entspricht. Diese Option ist bei Menschen mit niedrigem Energieverbrauch sehr hilfreich.

Reis

Für Reisgerichte gilt im Prinzip dasselbe wie für die Nudelgerichte. Bei Kombinationen mit Hackfleisch oder auch anderem Fleisch (Risotto) sollte auf ein möglichst mageres Fleisch beim Einkauf geachtet werden. Bei Reispfannen eignen sich Gemüsezusätze sehr gut.

Eine Reispfanne, bestehend aus 150 g Reis (1,1 kcal/g), 150 g Gemüse (0,2 kcal/g) und 100 g magerem Schweinefleisch (1,5 kcal/g), ergibt eine Energiedichte von 0,9 kcal/g und ist ebenfalls sehr fettarm. Wird die Gesamtmenge der Mahlzeit durch einen höheren Gemüseanteil weiter gesteigert, eignet sich diese Kombination sehr gut, wenn man größere Mengen für die Sättigung benötigt. 150 g Reis in diesem Beispiel entsprechen 50 g Trockengewicht.

Kartoffeln

Die Kartoffel ist das dritte und günstigste kohlenhydratreiche Lebensmittel (0,7 kcal/g), das in verschiedensten Variationen als Hauptbestandteil einer Mahlzeit verzehrt wird.

Betrachtet man die verschiedenen Zubereitungsarten, ergeben sich erhebliche Differenzen in der Energiedichte, in erster Linie bedingt durch die Anreicherung von Fett. Sehr günstig ist die Kombination von Kartoffeln mit Quark. Je nach Geschmacksvorliebe können Salz- oder Pellkartoffeln verwendet werden. Durch Zugabe von Schnittlauch, Zwiebeln, gerösteten Schinkenwürfeln kann der Quarkanteil verschiedene geschmackliche Variationen erfahren (Abb. 33).

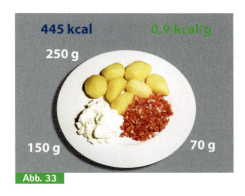
Abb. 33

Pfannkuchen

Pfannkuchen sind als eigenständige Hauptmahlzeit sehr beliebt. Sie lassen sich entweder als süße Variante mit Obst kombinieren oder in der herzhaften Version mit einer Fleisch-/Gemüsefüllung. Pfannkuchen sind problematisch, weil sie selbst in beschichteten Pfannen kaum ohne Fett zu backen sind. Es ergibt sich bereits eine relativ hohe Energiedichte im Vergleich zu Kartoffeln Reis oder Nudeln. Mit 2,2 kcal/g

WARME HAUPTMAHLZEITEN

liegt die Energiedichte in der Größenordnung von Brot. Insgesamt werden egal ob mit Obst oder herzhafter Füllung mindestens 3 Pfannkuchen bei einer Hauptmahlzeit verzehrt. Im Durchschnitt wiegt ein Pfannkuchen ca. 100 g.

Aufläufe

Rezeptempfehlungen von Aufläufen, haben sehr häufig eine sehr gehaltvolle Zusammensetzung. Die Energiedichte ist hoch. Andererseits sind Aufläufe eine sehr beliebte Hauptmahlzeit, da sie einfach und unkompliziert zubereitet werden können und Möglichkeiten zur Verwendung vieler Zutaten bieten.

Eine wichtige Voraussetzung ist, dass alle Zutaten eine etwa gleich lange Garzeit haben, ansonsten müssen einzelne Lebensmittel vorgegart werden. Der Kaloriengehalt und damit die Energiedichte von Aufläufen kann an drei Stellen wesentlich beeinflusst werden. Erstens die Grundzutaten: Hackfleisch mit höherem Fettanteil, Speck, fette Wurst oder Würstchen etc., können die Energiedichte nach oben treiben. Zweitens spielt die Soße eine große Rolle. Enthält sie einen hohen Sahneanteil, steigt die Energiedichte. Drittens ist der Käse, der zum Überbacken zugegeben wird, ein wichtiger Kalorienträger und erhöht die Energiedichte nochmals. Im Folgenden werden einige herkömmliche Rezeptbeispiele aufgeführt. Daneben steht eine energieärmere, sehr schmackhafte Version.

KARTOFFEL-GEMÜSEAUFLAUF (Zutaten für 4 Personen)	VERÄNDERTE VERSION (4 Personen)
– 500 g Kartoffeln – 1 grüne, rote und gelbe Paprikaschote (300 g) – 250 g kleine feste Tomaten – 300 g Schinkenwurst – 50 g Butter – 200 g Sahne – 3 Eier – 175 g geriebener Gouda-Käse – Salz, Pfeffer und andere Gewürze	– 500 g Kartoffeln – 1 grüne, 2 rote und 1 gelbe Paprikaschote – 300 g kleine feste Tomaten – 300 g Koch- oder Rohschinken – 3 Eier – 200 ml Milch (1,5%) – 80 g geriebener Pecorino/Parmesan oder Gouda-Käse – Salz, Pfeffer und andere Gewürze
Pro Person Verzehrmenge: 500 g Kaloriengehalt: 930 kcal Energiedichte: 1,9 kcal/g	**Pro Person** Verzehrmenge: 500 g Kaloriengehalt: 400 kcal Energiedichte: 0,8 kcal/g

WARME HAUPTMAHLZEITEN

MERKE: Die Energiedichte kann auf die Hälfte reduziert werden – ohne Geschmacksverlust.

Zubereitung

Kartoffeln schälen und waschen und mit dem Gurkenhobel oder mit der Brotschneidemaschine in dünne Scheiben teilen. Im kochenden Salzwasser die Kartoffelscheiben ca. 5 Min. blanchieren, herausnehmen und auf ein Küchenpapier legen. Die Paprikaschoten waschen, von den Kerngehäusen befreien und in kleine Streifen oder Stücke zerteilen. Die Kirschtomaten ebenfalls waschen und jede Tomate mit einem Holzstäbchen 2–3-mal einstechen. Den Schinken in 1–2 cm große Würfel schneiden. Eine feuerfeste Form mit etwas Fett auspinseln. Zuerst etwa die Hälfte der Kartoffeln einfüllen, darauf lagenweise Paprikastücke und Schinken sowie Tomaten verteilen und mit den restlichen Kartoffeln bedecken. Die Eier mit der Milch, dem geriebenen Käse, dem Salz und den Gewürzen verquirlen und über den Auflauf gießen. Im Backofen, der auf 200 Grad vorgeheizt ist, den Auflauf auf der unteren Stufe 30 bis 40 Min. garen.

Variante mit Nudeln

Anstelle der Kartoffeln können selbstverständlich auch Nudeln als Kohlenhydratbasis verwendet werden (200 g Trockengewicht entspricht 500 g Verzehrgewicht). Dadurch wird die Energiedichte etwas angehoben und liegt bei 0,9 kcal/g (Abb. 34).

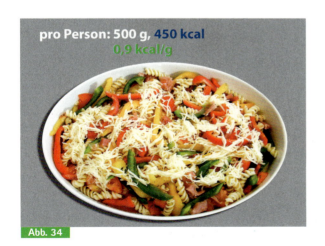

Abb. 34

63

WARME HAUPTMAHLZEITEN

PIKANTER REISAUFLAUF (4 Personen)	VERÄNDERTE VERSION (4 Personen)
– 250 g Rinderhackfleisch – 1 Dose Tomaten in Stücken (500 g) – 3 El Olivenöl – 20 g Butter – 1 Zwiebel – 1 TL Oregano – ½ TL Thymian – Salz und Pfeffer nach Geschmack – 600 g Reis (gekocht) – 1 Kugel Mozarella (125 g) – 125 g Parmesan – 125 g Emmentaler – 3 Eier – 100 g Creme fraiche – Gewürze	– 400 g Rinderhackfleisch – 1 Zwiebel – 1 Chili-Schote – 1 EL Olivenöl – 1 Dose Tomaten in Stücken (800 g) – 1 TL Oregano – ½ TL Thymian – Salz und Pfeffer nach Geschmack – 600 g Reis (gekocht) – 100 g geriebener Käse – 3 Eier

Pro Person		Pro Person	
Verzehrmenge:	520 g	Verzehrmenge:	520 g
Kalorienaufnahme:	923 kcal	Kalorienaufnahme:	629 kcal
Energiedichte:	1,8 kcal/g	Energiedichte:	1,2 kcal/g

Zubereitung

Zwiebel schälen und klein schneiden. Chili-Schote ebenfalls in kleine Stücke schneiden. Olivenöl in der Pfanne erhitzen und zunächst Zwiebel und Chili-Schoten glasig anbraten. Anschließend das Hackfleisch dazugeben und braten bis es krümelig ist. Tomaten, Oregano, Thymian, Salz, Pfeffer nach Geschmack hinzufügen. 200 g Reis (Trockengewicht) in ausreichend Salzwasser 20 Min. kochen. Im Durchschlag kalt abspülen und abtropfen lassen. Reis, angebratenes Fleisch in eine Auflaufform geben. Die Eier mit dem Käse verquirlen und alles gut vermischen. Bei 180 Grad ca. 40 Min. backen.

Die veränderte Version bedeutet eine Einsparung von 300 kcal.

WARME HAUPTMAHLZEITEN

BLUMENKOHLAUFLAUF MIT SCHINKEN (4 Personen)

– 1 Blumenkohl (ca. 1 kg)
– 200 g gekochter Schinken
– 50 g Butter
– 1 EL Semmelbrösel
– 40 g Mehl
– ¼ l Milch
– 250 g Sahne
– 3 Eier
– 100 g Emmentaler gerieben
– Salz, Pfeffer und Gewürze
   nach Geschmack

Pro Person
Verzehrmenge: 520 g
Kalorienaufnahme: 645 kcal
Energiedichte: 1,2 kcal/g

Diese Form des Gemüseauflaufs kann auch mit anderen Gemüsesorten (Brokkoli, Lauch, Kraut etc.) hergestellt werden.

VERÄNDERTE VERSION (4 Personen)

– Blumenkohl ca. 1 kg
– 400 g Schinken
– 3 Eier
– 250 ml Milch
– 40 g Mehl
– 80 g Parmesan

Pro Person
Verzehrmenge: 495 g
Kalorienaufnahme: 375 kcal/
Energiedichte: 0,8 kcal/g

Trotz des Zusatzes von sehr viel Fett in Form von Butter und Sahne sowie Käse, ist die Energiedichte des ursprünglichen Rezeptes bereits günstig. Man kann eine weitere Verbesserung erreichen und mit so einem Hauptgericht einen Ausgleich für andere energiereichere Mahlzeiten an diesem Tag schaffen (z.B. nachmittags Kuchen, Weihnachtsplätzchen etc.). Bei ähnlicher Verzehrmenge werden gut 250 kcal pro Mahlzeit eingespart.

Zubereitung

Den Blumenkohl in kleine Röschen teilen und waschen. In kochendem Salzwasser ca. 5 Min. blanchieren, herausnehmen und auf Küchenpapier legen. Den Schinken in etwa 1 cm große Würfel schneiden.

Eine Auflaufform mit einem Küchenpinsel leicht einfetten, die Eier mit der Milch und dem Mehl, Salz und Gewürzen nach Geschmack, verquirlen. Als Variante können auch Eigelb und Eiweiß getrennt werden, so dass zunächst nur Eigelb, Milch und Mehl verquirlt werden und anschließend das steif geschlagene Eiweiß unter-

WARME HAUPTMAHLZEITEN

gehoben wird. Blumenkohl, Schinken sowie die Milch/Eiermischung in die Auflaufform geben, mit Parmesan bestreuen und bei 180 Grad 30–40 Min. backen.

Pizza

Pizza gehört zu den sehr beliebten Gerichten und wird zu den verschiedensten Tages-
zeiten konsumiert. Die vielfältigen Angebote im Schnellimbissbereich ermöglichen
heute, das Stück Pizza schnell zwischendurch zu essen, was zu einem höheren Ka-
lorienkonsum verführt.

Pizza kommt im Wesentlichen über drei Wege auf unseren Teller. Erstens die selbst-
gemachte Pizza, zweitens die fertige Tiefkühl-Pizza aus dem Supermarkt, drittens die
Pizza zum Mitnehmen aus dem Restaurant. Die letztere Variante ist am schwersten
bezüglich ihres Energiegehalts und ihrer Zusammensetzung zu beurteilen.

**TIPP: Mangels genauer Angaben sollte man, wenn möglich,
auf den Verzehr von Pizza im Schnellimbiss verzichten.**

Tiefkühl-Pizza

Pizza aus dem Tiefkühlfach des Supermarktes wird in drei Größenordnungen angeboten. Die Standardversion hat ein Gewicht von 350–400 g pro Pizza. Dann gibt
es die größere Pizza, die auch für mehrere Personen gedacht ist und 760 g wiegt.
Bei Piccolinis befinden sich neun Pizzastücke à 30 g in einer Packung, so dass insgesamt 270 g pro Packung verzehrt werden können. Die Familien-Pizza mit 760 g ist
als Einzelportion zu groß. Die kleinen Stücke zu 30 g haben den Vorteil, dass man die
Portionsgröße individuell anpassen und verschiedene Geschmacksvarianten miteinander kombinieren kann. Die Energiedichte der Tiefkühl-Pizzen schwankt zwischen
2,1 und 2,9 kcal/g. Dann gibt es auch Low-Fat-Pizza. Sie zeichnet sich durch einen
deutlich reduzierten Fettanteil aus und hat eine Energiedichte von 1,6–1,9 kcal/g.
Legt man für eine Hauptmahlzeit eine sättigende Verzehrmenge von 400 g zu Grun-
de, ergibt sich für die normale Pizza ein Energieeintrag von 1000 kcal pro Mahlzeit.
Das ist deutlich über dem Durchschnitt, der üblicherweise beim Mittag- oder Abendessen verzehrt werden sollte. Pizza mit niedrigem Fettgehalt (Low Fat) käme in den
oberen Grenzbereich dessen, was tolerabel ist, wenn man Gewicht reduzieren will.
Eine Alternative besteht darin, Pizza selber zu backen.

Im Vergleich zur gekauften Pizza ist ein deutlich niedrigerer Energiekonsum bei
identischer Verzehrmenge möglich. Soll diese insgesamt größer werden, kann man
leicht Schinken oder Wurst mit niedriger Energiedichte und mehr Gemüse für den Belag hinzufügen. Es ist zu beachten, dass bei dieser Pizza normaler Käse (~3,8 kcal/g)
eingesetzt wird, der sich gut schmelzen lässt. Fettarmer Käse lässt sich schlecht
schmelzen.

WARME HAUPTMAHLZEITEN

SELBSTGEMACHTE PIZZA	FÜR EINE PORTION PIZZA (Abb. 35)
Grundrezept Hefeteig – 500 g Mehl – 1 TL Zucker – 20 g Hefe – 1 TL Salz – 1 EL Olivenöl – 340 ml Wasser	– 150 g Hefeteig – 50 g Schinken (Koch- oder Rohschinken) – 10 g Salami – 30 g Paprika – 20 g Zwiebeln – 100 g Tomaten – 50 g Käse – Thymian, Oregano oder andere Gewürze und Salz nach Geschmack hinzufügen.
Teigmenge: 880 g Energiegehalt: 1825 kcal Energiedichte: 2,1 kcal/g	Pro Person Verzehrmenge: 400 g Energiegehalt: 604 kcal Energiedichte: 1,5 kcal/g

Zubereitung

Mehl (Typ 405) in eine Rührschüssel geben und in der Mitte eine Mulde formen. Die Hefe hineinbröckeln, mit einem TL Zucker bestreuen und lauwarmes Wasser dazugeben. Die Schüssel mit einem Tuch abdecken und am besten in der Nähe der Heizung ca. 30 Min. stehen lassen. Anschließend Salz und Olivenöl zugeben und die ganze Masse zu einem elastischen Teig verkneten. Der Teig ist gut, wenn er sich leicht von der Schüsselwand löst. Den verkneteten Teig nochmals zugedeckt eine halbe Stunde gehen lassen.

Der Hefeteig kann auch fertig aus dem Kühlregal erworben werden (unbedingt Kalorienangabe beachten). Anschließend den Teig mit bemehlten Fingern auf einem Backblech dünn auslegen, mit Schinken und Gemüse belegen, mit Salz und Gewürzen bestreuen, das Ganze mit dünn geschnittenem Käse belegen und ca. 30 Min. bei 200 °C auf mittlerer Schiene backen.

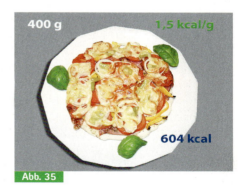
Abb. 35

WARME HAUPTMAHLZEITEN

Eierspeisen

Eier werden entweder weichgekocht, dann meistens zum Frühstück oder als Rühr- oder Spiegeleier gegessen. Die Energiedichte eines Hühnereies beträgt 1,5 kcal/g. Bei Spiegeleiern wird auch etwas vom Bratfett verzehrt. Das ist unvermeidbar. Da Spiegeleier meistens mit einer Kohlenhydratbeilage (Brot oder Kartoffeln) gegessen werden, kann die Energiedichte insgesamt ansteigen. Verzehrt man Spiegeleier mit Salzkartoffeln, würde sich die Energiedichte über den Kartoffelanteil reduzieren. Am ungünstigsten ist die Kombination mit Brot. Für eine Verzehrmenge von 400 g kann man 3 Eier à 60 g bis 180 g und zusätzlich 220 g Salzkartoffeln essen; das sind 424 kcal, was insgesamt einer Energiedichte von 1,1 kcal/g entspricht. Insgesamt eine sehr günstige Kombination (Abb. 36).

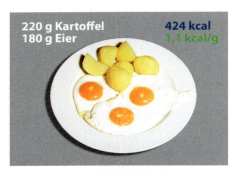

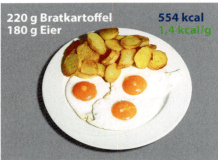

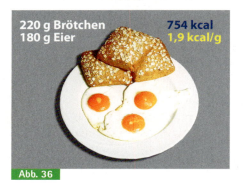

Abb. 36

MERKE: Brot ist aufgrund seiner hohen Energiedichte die ungünstigste Kohlenhydratbeilage.

Bei einer identischen Menge Bratkartoffeln beträgt die Energiedichte 1,4 kcal/g und die Gesamtkalorienzufuhr 554 kcal. Mit Brot steigt sie auf 1,9 kcal/g und die Kalorienzufuhr liegt bei 754 kcal pro Mahlzeit.

Omelett

Ebenfalls sehr günstig ist eine Eierspeise mit Gemüse. Diese kann sehr schmackhaft zubereitet werden und hat eine sehr niedrige Energiedichte (Abb. 37).

Eine größere Verzehrmenge kann über mehr Gemüse und Ei bei gleicher Energiedichte sehr leicht erreicht werden. Bei dieser Kombination kann durch den Zusatz von Koch- oder Rohschinken eine Geschmacksvariante eingefügt werden. Ersetzt man 50 g Gemüse durch 50 g Schinken, liegt die Kalorienaufnahme bei 370 kcal, was einer Energiedichte von 0,9 kcal/g entspricht und immer noch

WARME HAUPTMAHLZEITEN

sehr günstig ist. Ein Vorteil dieser Kombination ist, dass sie auch ohne zusätzliche Kohlenhydrate gut schmeckt. Eine ähnliche Kombination hat man beim so genannten Bauernfrühstück, bestehend aus Eiern, Kartoffeln und Speck. Das ist die klassische Variante. Unter dem Aspekt einer Gewichtsreduktion kann Speck leicht durch Rohschinken ersetzt werden, der ebenfalls sehr gut schmeckt.

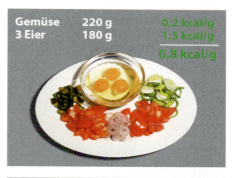

BAUERNFRÜHSTÜCK	
– 3 Eier	
– 50 g Schinkenwürfel	
– 200 g Kartoffeln	
Pro Person	
Verzehrmenge:	430 g
Kalorienaufnahme:	595 kcal
Energiedichte:	1,4 kcal/g

Zubereitung

Kartoffeln (Salz-oder Pellkartoffeln) in nicht zu dünne Scheiben schneiden und in einer mit wenig Fett bepinselten Teflon-beschichteten Pfanne auf einer Seite knusprig anbraten; anschließend Kartoffeln wenden, gleichzeitig die Schinkenwürfel zugeben und alles fertig braten. Eier verquirlen, mit Salz und weiteren Gewürzen abschmecken und über die Kartoffeln mit dem Schinken geben. Bei leicht reduzierter Hitze ausbacken.

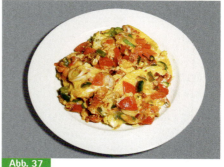

Abb. 37

Eintöpfe und Pfannengerichte

Eintöpfe sind sehr beliebt. Sie sind in der Zubereitung einfach und man kann auch auf fertige Eintöpfe aus Dosen zurückgreifen.

Der sättigende Effekt eines Eintopfes hängt sehr stark von der Konsistenz ab. Je mehr Bestandteile in bissfestem Zustand sind, desto länger verweilen sie im Magen, desto größer ist der Sättigungseffekt. Am schlechtesten ist die Sättigung, wenn alle Bestandteile püriert werden. Derartig zubereitete Eintöpfe werden, wie andere Suppen auch, sehr schnell aus dem Magen entleert, weil die Zerkleinerungsarbeit nicht mehr notwendig ist. Dies sollte bei der Auswahl des jeweiligen Eintopfes berücksichtigt

WARME HAUPTMAHLZEITEN

GEMÜSEEINTOPF (für 4 Personen)

- 400 g Kartoffeln
- 300 g Karotten
- 100 g Sellerie
- 300 g Lauch
- 200 g grüne Bohnen
- 100 g Erbsen
- 600 g mageres Rindfleisch
- Flüssigkeit (Wasser oder Gemüsebrühe) auffüllen, damit alles bedeckt ist.

Pro Person
Verzehrmenge: 600 g
Kaloriengehalt: 350 kcal
Energiedichte: 0,6 kcal/g

---

werden. Ideal ist ein Gemüseeintopf, bei dem das Gemüse noch in Stücken und nicht zu sehr zerkocht ist. Diesem kann ein größeres Stück mageres Rindfleisch zugefügt werden, so dass eine gute sättigende Wirkung entsteht, bei gleichzeitig niedrigem Kaloriengehalt.

Zubereitung

Rindfleisch in Würfel schneiden und in Gemüsebrühe zunächst 30 min dünsten. Anschließend das Gemüse hinzufügen, mit Gemüsebrühe auffüllen bis alles bedeckt ist und weitere 30–40 Min. bei mäßiger Hitze garen. Anschließend mit Salz und Gewürzen abschmecken.

ERBSENEINTOPF KLASSISCH
(für 4 Personen)

- 500 g getrocknete ungeschälte Erbsen
- 1 Zwiebel
- 2 große Kartoffeln
- 1 Karotte
- 1 Stück Sellerie
- 200 g geräucherter Bauchspeck
- 2 Paar Würstchen (200 g)
- 2 l Wasser oder Gemüsebrühe
- Salz, Pfeffer, Majoran

Pro Person
Verzehrmenge: 800 g
Kaloriengehalt: 540 kcal
Energiedichte: 0,9 kcal/g

ERBSENEINTOPF VARIANTE
(für 4 Personen)

Dieser Erbseneintopf lässt sich in der Energiedichte noch verbessern, wenn anstelle des geräucherten Bauchspecks und der Würstchen 400 g geräuchertes Kasseler-Fleisch eingesetzt wird.

Pro Person
Verzehrmenge: identisch
Kaloriengehalt: 360 kcal
Energiedichte: 0,6 kcal/g

Zubereitung

Erbsen über Nacht in kaltem Wasser einweichen. Karotten und Zwiebeln in kleine Stücke schneiden. Eingeweichte Erbsen mit Karotten, Sellerie und Zwiebeln in ausreichend Gemüsebrühe ca. 1 Stunde garen. Anschließend Kartoffeln (ca. 1 cm-Würfel),

WARME HAUPTMAHLZEITEN

Bauchspeck und Würstchen bzw. Kasseler-Fleisch hinzugeben und eine weitere Stunde bei mäßiger Hitze garen. Abschließend mit Salz und Gewürzen abschmecken. Sellerie im Stück lassen und je nach Geschmack anschließend entfernen.

Pfannengerichte

Den Eintöpfen verwandt sind Pfannengerichte, bei denen Fleisch und Gemüse mit einem gewissen Kohlenhydratanteil zubereitet werden, aber weniger flüssig als die suppenartigen Eintöpfe sind.

Zubereitung

Paprikaschoten waschen, entkernen und in kleine Stücke schneiden. Zwiebeln schälen und ebenfalls in kleine Stücke schneiden. Beides im heißen Öl kurz anbraten, bis die Zwiebeln leicht glasig sind, anschließend Hackfleisch zugeben und alles unter ständigem Wenden weiter braten bis das Fleisch krümelig ist. Geschälte Tomaten zugeben und 5–10 Min. bei mäßiger Hitze weitergaren. Mit Salz und Gewürzen abschmecken. Parallel den Reis (270 g Trockengewicht) in Salzwasser 20 Min. kochen. Den abgespülten Reis zusammen mit dem Mais in der Pfanne mit dem Fleisch und dem Gemüse vermischen und bei mäßiger Hitze 5 Min. weitergaren (gelegentlich durchmischen, um Ansetzen am Pfannenboden zu verhindern).

HACKPFANNE (für 4 Personen)

– 600 g Hackfleisch
– 1 EI Öl
– 4 Paprikaschoten
– 2 Zwiebeln
– Tomaten geschält (350 g)
– 800 g Reis gekocht
– Mais (150 g)

Pro Person

Verzehrmenge:	500 g
Kalorienzufuhr:	600 kcal
Energiedichte:	1,2 kcal/g

MERKE: Eintöpfe, Pfannengerichte sowie Aufläufe können mit einer günstigen Energiedichte hergestellt werden und haben dann einen hohen Sättigungswert bei geringer Kalorienaufnahme.

Geschmackliche Veränderungen lassen sich erzielen, indem man Hack durch mageres Rind- oder Schweinefleisch bzw. Geflügel austauscht. Des Weiteren kann das Verhältnis zwischen Reis und Gemüse zugunsten des Gemüses verändert werden.

Suppen

In ihrer klassischen dünnflüssigen Form haben Suppen nahezu keinen Sättigungseffekt, da sie sehr schnell den Magen verlassen. Sie sollten soweit wie möglich gemieden werden, wenn man abnehmen möchte.

MERKE: Suppen sind mehr Dickmacher als Sattmacher.

Desserts

Desserts erfreuen sich großer Beliebheit bei jung und alt. In erster Linie verdanken sie dies dem süßen Geschmack. Sie gelten als Abrundung eines jeden guten Essens.

Trotz bereits eingetretener Sättigung durch Vor- und Hauptspeisen haben wir eigentlich nie das Gefühl, kein Dessert zu „schaffen". Das hängt sicherlich mit der Konsistenz zusammen. Desserts sind meist cremig, erfordern keine oder nur ganz wenig Kauarbeit, rutschen leicht hinunter, man hat das Gefühl, dass noch ein bisschen Platz im Magen für diese Leckereien ist. Eine Gefahr für jeden! Desserts können in verschiedene Gruppen unterteilt werden.

Pudding und Cremes

Pudding und Cremes können entweder selber gekocht (z.B. Grießpudding), aus Puddingpulver warm oder kalt angerührt oder als fertiges Produkt aus dem Kühlregal des Supermarktes entnommen werden.

Bei Betrachtung der Energiedichte sieht man, dass die meisten Produkte eine vergleichbare und durchaus günstige Energiedichte in der Größenordnung von 0,5 bis 1,6 kcal/g haben. Die hausgemachten Varianten können höher liegen. Zu beachten ist der Zuckergehalt bei den jeweiligen Zubereitungen, der zur Insulinstimulation beiträgt. Diese entfällt, wenn man statt des Zuckers Pudding mit Süßstoff herstellt. Der Sättigungseffekt von Pudding und Cremes ist nicht besonders hoch. Die kommerziell angebotenen fertigen Produkte liegen in der Größenordnung von 125–150 g pro Becher oder mehr. Erfahrungsgemäß werden die eingekauften Portionen auch vollständig verzehrt.

Allerdings bietet der Handel auch kleinere Portionen (70 g) an. Deshalb empfiehlt es sich, bereits beim Einkauf auf kleinere Portionen zu achten, um die zusätzliche Kalorienzufuhr in Grenzen zu halten. Die Zubereitung von Pudding und Cremes aus entsprechenden Pulvern ergibt in der Regel 4 Portionen. Die Menge verzehrt aber auch leicht eine Einzelperson, denn Pudding und Cremes „gehen immer noch", **trotz Sättigung.**

TIPP: Werden die Cremes selber hergestellt, empfiehlt es sich, das Rezept zu modifizieren und nur mit Milch, ohne Zusatz von Sahne zu arbeiten.

DESSERTS

FRUCHTCREME AUF JOGHURTBASIS
(für 4 Personen)

- 120 g Erdbeeren oder Himbeeren
- 2 EL Orangensaft
- 60 g Zucker
- 4 Blatt Gelatine
- 250 g Joghurt, 3,5 %

Pro Person
Verzehrmenge: 110 g
Kaloriengehalt: 110 kcal
Energiedichte: 1,0 kcal/g

Zubereitung

Beeren zerkleinern und mit Orangensaft, Zucker und Joghurt verrühren. Gelatine einweichen, erwärmen und unter die Joghurtmasse ziehen, kaltstellen. Anstelle von Joghurt kann auch Quark verwendet werden.

Oft wird für derartige Rezepte der Zusatz von Sahne empfohlen, was zwangsläufig zu einer Erhöhung der Energiedichte führt. Als Geschmacksvariante können 2 EL eines aromaintensiven Rums hinzugefügt werden. Dadurch wird die Energiedichte nicht wesentlich verändert. Die im Handel angebotenen Desserts sind meistens ebenfalls sehr günstig. Das gleiche gilt für Naturjoghurt. Beim Fruchtjoghurt sollte nicht nur auf den Fettgehalt, sondern auch auf die Gesamtkalorien geachtet werden.

Eis

Eis ist nicht nur im Sommer eine sehr beliebte Nachspeise, sondern wird gerne während des ganzen Jahres verzehrt. In Abhängigkeit von dem Sahneanteil, der in dem Eis verarbeitet wird, entsteht eine sehr unterschiedliche Energiedichte. Diese erstreckt sich bei Milch- und Sahneeisvarianten zwischen 1,2 (z.B. Buttermilch-Maracuja-Eis) und 3,9 kcal/g, eine erhebliche Spanne. Bei Eiscreme ist es deshalb besonders wichtig, auf die Angaben der Verpackung zu achten. Man kann große Einspareffekte durch die richtige Auswahl erzielen. Bei den üblichen Verzehrmengen (150 g) ergeben sich pro Portion Unterschiede in der Größenordnung von 100–300 kcal. Insbesondere, wenn man bedenkt, dass diese Dessertkalorien immer zusätzlich konsumiert werden und nicht mehr der Sättigung dienen.

Mehlspeisen

Mehlspeisen sind sehr energiehaltig. Ein Kaiserschmarren hat bei einer Verzehrmenge von 150 g 360 kcal, was einer Energiedichte von 2,4 kcal/g entspricht. Damit liegt der Kaiserschmarren im Bereich der Energiedichte von Brot.

DESSERTS

KAISERSCHMARREN

- 70 g Rosinen
- 1 El Rum
- 4 Eier
- ¼ l Milch
- 40 g Zucker
- 160 g Mehl
- 1 Prise Salz
- 50 g Butter

Eine Alternative mit geringerer
Energiedichte wäre ein
QUARKAUFLAUF (für 4 Personen)

- 4 Eier
- 100 g Zucker
- 1 Vanilleschote
- 2 EL Rum
- 250 g Magerquark

Pro Person	
Verzehrmenge:	150 g
Kalorienaufnahme:	260 kcal
Energiedichte:	1,7 kcal/g

Zubereitung

Die Rosinen in Rum einweichen. Eier trennen, Milch, Zucker und Eigelb verquirlen und mit dem Mehl zu einem dünnflüssigen Teig verrühren. Die Eiweiße mit dem Salz steif schlagen und vorsichtig unter den Teig ziehen. In eine große, mit Fett ausgepinselte Pfanne den Teig hinein geben, bei mittlerer Hitze ca. 5–7 Min. backen lassen und die Rosinen darüber streuen. Sobald die Unterseite fest ist, den Schmarren wenden und bei schwacher Hitze weitere 7–10 Min. fertig backen. Den Teig mit 2 Gabeln in kleine Stücke reißen und servieren. Gegebenenfalls mit Kompott verzehren.

Zubereitung

Eier trennen, Eigelb mit Zucker und dem Inhalt der Vanilleschote und dem Rum schaumig rühren, die Eiweiße steif schlagen. Dann den Quark unter die Eigelbcreme rühren und anschließend den Eischnee unter die Masse heben. In eine mit etwas Fett ausgepinselten Auflaufform die Masse einfüllen und auf der unteren Schiene 40–45 Min. bei 170 Grad backen bis Oberfläche goldbraun ist.

Obst und Grützen

Durch gleichzeitigen Verzehr von Obst oder Kompott kann die Menge an Mehlspeisen reduziert und die Energiedichte günstiger gestaltet werden. Obstsalat alleine ist noch besser. Man muss etwas Zucker einberechnen, so dass die Energiedichte zwischen 0,7 und 1,0 kcal/g liegt. Damit ist der Obstsalat vergleichbar mit Pudding und Cremes. Werden dem Obstsalat Nüsse zugesetzt, wird er zusätzlich mit Sahne verziert, erhöht sich der Kalorieneintrag erheblich. Kompott bzw. Grützen liegen in einem ähnlichen Bereich (1,0 kcal/g) wie andere Fertigdesserts.

TIPP: Verpackungseinheiten von maximal 150 g bevorzugen.

Kalte Mahlzeiten (Brotzeiten)

Bei den Brotzeiten, die mittags und abends gegessen werden, ist wie schon beim Frühstück erwähnt, das Verhältnis von Brot zu Belag sehr wichtig. Bei den Mahlzeiten zu späterer Tageszeit wird im Gegensatz zum Frühstück meist ein pikanter Belag gewählt, Marmelade, Honig und andere süße Beläge bleiben im Hintergrund.

Wurstwaren

Bezüglich der Wurstwaren als Belag, sind alle wichtigen Punkte beim Frühstück erwähnt. Ergänzend müssen Würstchen als Weißwürste, Wiener Würste, Regensburger, etc. sowie Fleischkäse berücksichtigt werden. Bei allen Würsten war bisher, bedingt durch den großen Fettgehalt, eine hohe Energiedichte nicht zu vermeiden. Die Auswirkung der fettarmen Zubereitung von Wurstwaren auf die Reduktion der Kalorienaufnahme, ist schon bei den Bratwürsten (siehe Abb. 26) dargestellt worden.

Der gleiche Unterschied besteht auch bei Weißwürsten (Abb. 38) und Salami-ähnlichen Würsten wie den dargestellten Pfefferbeissern (Abb. 39) aus der „**viel-Leicht**"-Produktlinie.

Beim Fleischkäse verhält es sich ähnlich wie bei Würsten. Auch hier ist üblicherweise die Energiedichte entsprechend hoch (3,0 kcal/g), so dass bisher als Al-

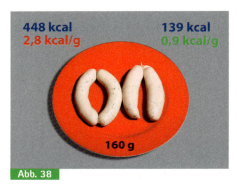

Abb. 38

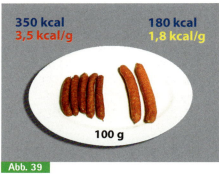

Abb. 39

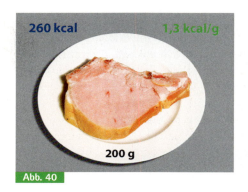

Abb. 40

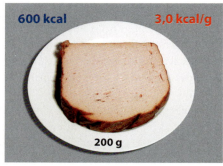

KALTE MAHLZEITEN (BROTZEITEN)

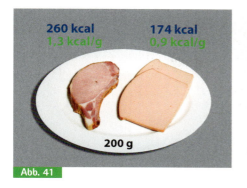
Abb. 41

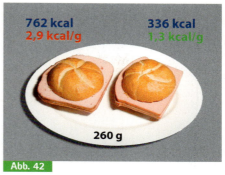
Abb. 42

ternative für die Brotzeit anstelle von Leberkäse besser ein Rippchen verzehrt werden sollte (Abb. 40).

Die neue Generation von Fleischkäse (**vielLeicht**), mit einer Energiedichte von 0,87 kcal/g, gestattet jetzt auch wieder den Verzehr einer großen Portion Leberkäse, da selbst im Vergleich zum Rippchen fast weitere 100 kcal eingespart werden können (Abb. 41). Selbst die beliebte Leberkässemmel ist damit eine weitestgehend unproblematische Brotzeit, da bei Verwendung des fettarmen Leberkäses die Hälfte der Kalorien gespart werden kann (Abb. 42).

Käse

Beim Käse gilt ebenfalls das, was bereits beim Frühstück aufgeführt ist. Wenn aus geschmacklichen Gründen energiedichtere Käsesorten gewünscht sind, sollten solche mit intensivem Käsegeschmack ausgewählt und in dünnen Scheiben gegessen werden. Selbst fettärmere Käsesorten haben eine relativ hohe Energiedichte. Sie werden aus geschmacklichen Gründen aber häufig nicht akzeptiert. In jedem Fall bleiben Frischkäse und Quarkzubereitungen die beste Alternative, die

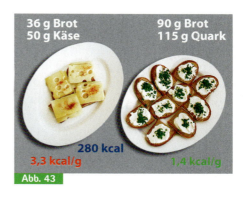
Abb. 43

man sehr gut mit Brot und Gemüsekombinationen bei kalten Mahlzeiten mittags oder auch abends verzehren kann (s. Frühstück). Wie Abb. 43 zeigt, ist die Essensmenge bei Quarkbroten mehr als doppelt so groß im Vergleich zu einer Menge an Käsebrot mit gleicher Kalorienzahl.

Gerade Weichkäse (Camembert, Gorgonzola etc.) werden auf Brot gerne dick aufgetragen, was den Energiegehalt deutlich erhöht. Der hohe Energiegehalt beim Schnittkäse wird massiv unterschätzt. Ein Blick in die Tabelle zeigt, dass selbst die Leberwurst weniger kalorienreich und energiedicht ist, als sehr viele Käsesorten. Außerdem kommt

KALTE MAHLZEITEN (BROTZEITEN)

dazu, dass man die fetten Wurstsorten wie Leberwurst nie ohne Brot isst, hingegen den Hart- und auch den Weichkäse sehr wohl in größeren Portionen ohne Brot und schnell mal zwischendurch verzehrt.

MERKE: Ein besonderes Problem, gerade am Abend, ist der Verzehr von Käse in größeren Stücken. Das führt zu wenig kalkulierbaren Verzehrmengen, die sich sehr schnell addieren.

Fisch

Fisch wird zwar nicht so häufig zu den kalten Brotzeiten verzehrt wie Wurst und Käse, muss aber trotzdem berücksichtigt werden. Insbesondere weil die verschiedenen Zubereitungsarten von Fisch mit verschiedenen Soßen zu erheblichen Energiedichten führen. Legt man als Schnittpunkt eine Energiedichte von 1,5 kcal/g zugrunde, sieht man in der Tabelle, dass nicht besonders viele Fischvarianten für eine energiearme Ernährung zur Verfügung stehen.

Die verschiedenen Fischwaren, mit Brot kombiniert, haben eine sehr unterschiedliche Energiedichte. 75 g geräucherte Forelle mit 25 g Vollkornbrot (1,4 kcal/g) sind günstiger, als 25 g Vollkornbrot mit 75 g Matjeshering (2,5 kcal/g).

Vorteilhaft ist auch Hering als selber zubereiteten Salat zu verzehren, in dem man eine entsprechende Kombination

HERINGSSALAT (4 Personen)	
– 100 g Hering	
– 30 g Apfel	
– 50 g saure Gurke	
– 150 g Joghurt	
Pro Person	
Verzehrmenge:	330 g
Kalorienaufnahme:	385 kcal
Energiedichte:	1,2 kcal/g

mit Äpfeln, Gurken und Joghurt, einschließlich Kräutern (Dill) mit etwas Zitronensaft abschmeckt. Auf diese Art lässt sich die Energiedichte des im Prinzip fetten Fisches (2,7 kcal/g) deutlich mindern und es kann eine größere Essensmenge erzielt werden.

MERKE: Beim Einkauf unbedingt die Verpackungsangaben berücksichtigen!

Feinkostsalate

Ein wichtiges Kapitel sind die zahlreichen fertig zubereiten Feinkostsalate. Die Energiedichte dieser Salate schwankt erheblich mit Werten von 0,7–3,1 kcal/g.

Salat als Hauptmahlzeit

Sehr günstig ist der Verzehr von frischem Gemüse, als Salat zubereitet und durch Fleisch, Fisch oder Käse ergänzt (Abb. 44, 45 und 46). Salate ohne jegliche Ergänzung können, aufgrund der niedrigen Energiedichte, ohne Begrenzung der Menge verzehrt werden.

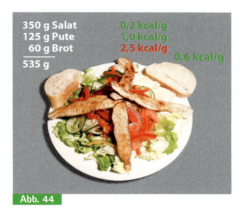
Abb. 44

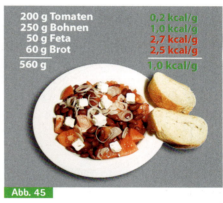
Abb. 45

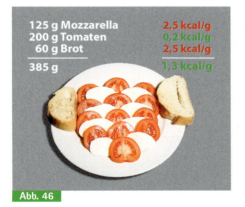
Abb. 46

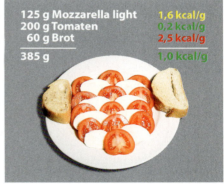

KUCHEN UND GEBÄCK

Kuchen und Gebäck

Kuchen und Gebäck sind beliebte Zwischenmahlzeiten am Nachmittag. Bereits der Verzehr eines einzelnen Gebäckstücks bedeutet eine Energiezufuhr von mehreren 100 kcal, wie Abb. 47–50 illustrieren. Das spiegelt sich auch in der Kalorienaufnahme

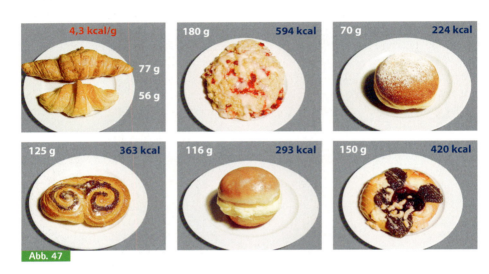

Abb. 47

Tab. 16

BEISPIEL OHNE ZWISCHENMAHLZEIT AM NACHMITTAG

Menge	Zutaten	kcal
	MITTAGESSEN	
150 g	Rippchen	249
200 g	Kartoffeln	138
	ABENDESSEN	
120 g	Brötchen	298
20 g	Butter	150
60 g	Emmentaler	230
40 g	Salami	146
Gesamt		1211

BEISPIEL MIT ZWISCHENMAHLZEIT AM NACHMITTAG

Menge	Zutaten	kcal
	MITTAGESSEN	
100 g	Rippchen	166
200 g	Kartoffeln	138
	ZWISCHENMAHLZEIT	
100 g	Quarktasche	292
80 g	Bisquitroulade	218
	ABENDESSEN	
50 g	Baguette	125
300 g	Gemüsesalat	123
100 g	Putenstreifen	94
Gesamt		1156

KUCHEN UND GEBÄCK

der nachmittäglichen Zwischenmahlzeiten wider, wie die Auswertung einer Vielzahl von Ernährungsprotokollen ergeben hat (s. Abb. 9). Solche Gebäckstücke werden gerne auch einmal schnell unterwegs verzehrt. Die Sättigung hält im Allgemeinen nicht besonders lange an. Der Beitrag zur täglichen Kalorienaufnahme ist aber sehr hoch (Tab. 9).

Im Vergleich zu den Kuchen haben Kekse den Vorteil, dass sie besser zu portionieren sind, so dass man bei einer Tasse Kaffee oder Tee nur eine kleinere Menge essen kann. Dadurch bleibt der Energieeintrag in einem niedrigeren Bereich, was aufgrund der Größe der zu kaufenden Kuchenstücke nicht gelingt. Das ist nur möglich, wenn man den Kuchen selber herstellt und entsprechend kleinere Stücke schneidet.

Beim Kuchen liegen fettarm zubereitete Hefeteige mit oder ohne Obstgarnitur, sowie Strudel- und Mürbteige, die ebenfalls nur wenig Fett enthalten am günstigsten. Sie entsprechen der Energiedichte von Brot. Der Energiegehalt des Teiges wird durch

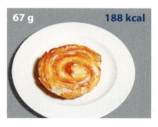
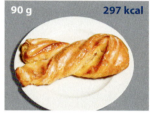
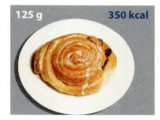
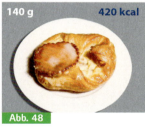

Abb. 48

den Obstanteil reduziert, so dass der verzehrfertige Apfelstrudel mit 2,0 kcal/g eine mittlere Energiedichte hat (Abb. 49). Allerdings muss, wie die Abbildung auch zeigt, die Portionsgröße berücksichtigt werden. In dem hier dargestellten Beispiel führt der Verzehr von 300 g Apfelstrudel zu einer für eine Zwischenmahlzeit sehr hohen Energieaufnahme von 600 kcal.

Bei der Auswahl fertig zubereiteter Kuchen und Torten sollte auch bedacht werden, dass selbst ein größerer Obstanteil keine Garantie für eine niedrige Energiedichte ist, wie der Himbeerkuchen in Abb. 49 verdeutlicht.

Wer aufgrund seiner Essgewohnheiten auf den Kuchen am Nachmittag nicht verzichten mag, sollte möglichst energiearme Sorten essen und gegebenenfalls die Kalorienaufnahme mit der folgenden Mahlzeit ausgleichen (Tab. 16).

KUCHEN UND GEBÄCK

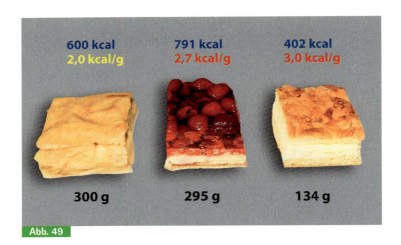

Abb. 49

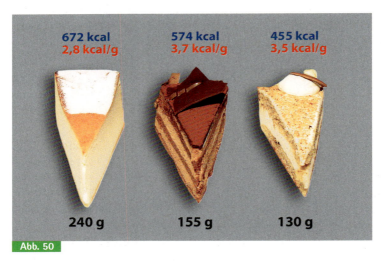

Abb. 50

Knabbereien und Naschereien

Die Lebensmittel, um die es hier geht, werden in aller Regel nicht konsumiert, um damit ein Hungergefühl zu bekämpfen. Der Wunsch nach diesen Lebensmitteln entspringt mehr der Vorstellung, dass man gerade Lust hat, auf eine entsprechend kleine Knabberei oder Nascherei. Darin liegt auch die Gefährlichkeit dieser Produkte. Sie werden trotz bereits eingetretenen Sättigungsgefühls relativ bald nach Beendigung einer sättigenden Hauptmahlzeit wieder verzehrt. In Anbetracht der hohen Energiedichte, die alle diese Produkte aufweisen, ist in Abhängigkeit von der Verzehrmenge eine hohe Kalorienzufuhr geradezu garantiert.

Es gibt ausführliche Untersuchungen, die gezeigt haben, dass einmal angefangene Packungen immer komplett aufgegessen werden. Aus diesem Grund empfehlen sich möglichst kleine Verpackungseinheiten, um die Gesamtenergieaufnahme in Grenzen zu halten. Psychologisch kann der Verzehr auch einer evtl. nur sehr kleinen Menge als Belohnungseffekt am Ende eines Tages ungeheuer wichtig sein und erleichtert manch einen Verzicht während des Tagesablaufs. In jedem Fall sollte immer nach dem energieärmeren Produkt vergleichbarer Geschmacksrichtung Ausschau gehalten werden.

MERKE: Bei diesen Produkten ist deshalb die Verpackungsgröße von ganz entscheidender Bedeutung.

Die Angaben auf den Verpackungen müssen genau angeschaut werden. Ein Produkt, das in deutlich kleineren Verpackungseinheiten angeboten wird, kann trotz einer etwas höheren Energiedichte insgesamt vorteilhafter sein, weil sich die Verzehrmengen auf diese Art in Grenzen halten. Bereits kleine Verzehrmengen zwischen 50 und 100 g bedeuten trotzdem eine Kalorienaufnahme zwischen 200 und 500 kcal.

Für diejenigen, die süße Naschereien bevorzugen, bietet sich eine Kombination aus Frischobst, Quark und Süßstoff an (50 g Quark, 50 g Obst, Süßstoff, 0,8 kcal/g).

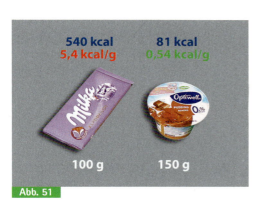
Abb. 51

Eine andere Alternative wäre, bereits fertige Desserts mit niedriger Energiedichte aus dem Kühlregal zu nehmen. Schokopudding ist eine extrem günstige Alternative zur Schokolade, hat nur $1/10$ der Energiedichte und vermittelt ebenfalls den beliebten Schoko- und Süßgeschmack (Abb. 51).

Bei Knabbereien muss nicht unbedingt ein Austausch von roten zu grünen Produkten erfolgen. Dafür gibt es zu wenig realistische Alternativen.

GETRÄNKE

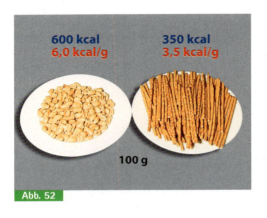

Abb. 52

Die Veränderung der Energiedichte innerhalb des roten Bereichs kann schon ausreichend sein, um eine deutliche Reduktion der Kalorienaufnahme herbeizuführen, wie das Beispiel mit den Erdnüssen und den Salzstangen verdeutlicht (Abb. 52).

Bei der Verzehrsmenge von 100 g werden insgesamt 250 kcal durch den Salzstangenverzehr gespart, was über ein Jahr gerechnet einer Fettmenge von 12 kg entspricht.

Getränke

Wie bereits erwähnt, werden Getränke sehr schnell aus dem Magen entleert, so dass sie leider zur Sättigung überhaupt nicht beitragen. Kalorienhaltige Getränke (Säfte, Limonaden, Bier, Wein, Sekt etc.) sind damit immer nur Dickmacher, aber nie Sattmacher. Deshalb ist das idealste Getränk Wasser. Bei den zuckerhaltigen Getränken kommt noch hinzu, dass aufgrund der schnellen Magenentleerung und des schnellen Übertritts in die Blutbahn eine überproportional große Insulinsekretion erfolgt und das Abnehmen zusätzlich erschwert. Die Energiedichte sehr vieler Getränke ist mit 0,5 kcal/g im Vergleich zu den meisten festen Lebensmitteln sehr günstig und liegt im Bereich von Obst.

Das Problem besteht jedoch darin, dass diese Kalorien immer zusätzlich aufgenommen werden. Sie ersetzen oder verdrängen die festen Nahrungsbestandteile nicht. Die Auswertung der bereits erwähnten 2800 Ernährungsprotokolle hat gezeigt, dass im Durchschnitt 270 kcal durch Getränke aufgenommen werden (Abb. 53). Gerade in den warmen Sommermonaten können durch Säfte und Limonaden schnell sehr große Energiemengen zusammen kommen. Die Aufnahme flüssiger Kalorien erstreckte sich in unserer Analyse bis zu 2400 kcal/Tag.

Berücksichtigt man den gewichtssteigernden Effekt dieser Kalorienmenge, kann manches Gewichtsproblem sehr leicht durch übermäßige Zufuhr flüssiger Kalorien erklärt werden. Will man auf flüssige Kalorien

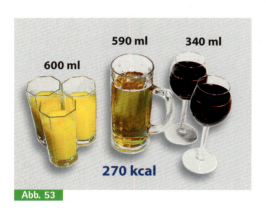

Abb. 53

GETRÄNKE

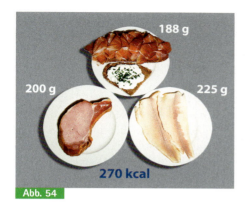
Abb. 54

nicht verzichten, muss eine Einschränkung bei den festen Nahrungsbestandteilen erfolgen. Die einzusparende Essensmenge, die jeweils 270 kcal entspricht, ist in den drei Beispielen der Abb. 54 illustriert. Andererseits gilt aber auch, dass durch den Verzicht auf kalorienhaltige Getränke die Gewichtsreduktion sehr erleichtert werden kann, ohne bei den festen Nahrungsbestandteilen entscheidende Einschnitte vornehmen zu müssen. Dies sollte bei der Ernährungsumstellung immer berücksichtigt werden.

Sehr vorteilhaft bei den Limonaden sind die Light-Produkte, da bei diesen der Zucker durch Süßstoff ausgetauscht ist. Diese Getränke haben keine Kalorien (Cola zero, Fanta zero, Sprite zero). Außerdem gibt es inzwischen verschiedene Mineralwassersorten mit kalorienfreien Geschmackszusätzen (Himbeer-, Kirsch-, Erdbeergeschmack). Es gibt also ein reichhaltiges Angebot an kalorienfreien Getränken – es müssen nicht nur Mineralwasser, Kaffee oder Tee sein.

MERKE: Der Verzicht auf kalorienhaltige Getränke gestattet deutlich größere Essensmengen, wie Abb. 55 zu entnehmen ist.

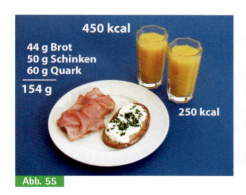
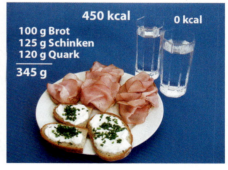
Abb. 55

Vorgefertigte Speisen

Fertiggerichte

In jedem Supermarkt findet man heute viele Fertiggerichte im Kühlregal und in der Tiefkühltruhe. Wie den Tabellen zu entnehmen ist, sind sehr viele Fertiggerichte mit einer Energiedichte zwischen 0,6 und 1,3 kcal/g im „grünen Bereich". Die Menge der jeweiligen Fertiggerichte variiert erheblich. Solange man mit der vorgegebenen Verzehrmenge eine ausreichende Sättigung erzielen kann, ist die Mehrzahl der Fertigmenüs durchaus empfehlenswert und auch hilfreich beim Abnehmen.

Essen außer Haus

Viele berufstätige Menschen nehmen mindestens eine, manchmal auch mehrere Mahlzeiten am Arbeitsplatz, in Kantinen oder auch in Restaurants ein. Bei vielen Gerichten ist es schwer, die Energiemenge abzuschätzen, da keine Informationen über die Zubereitungsart zur Verfügung stehen. Deshalb können die in der Tabelle aufgeführten Angaben zur Energiedichte auch nur als Näherungswerte betrachtet werden. Wenn irgendwie möglich, sollte man sich an unpaniertem Fleisch oder Fisch sowie Gemüse in jeglicher Form orientieren. Problematisch sind Nudelgerichte mit Käse- oder Sahnesoßen und Süßspeisen wegen ihres Sahne-und Zuckergehalts.

Fast-Food

Fast-Food Restaurants sind beliebte und häufig frequentierte Anlaufstellen, um das Hungergefühl zu bekämpfen. Die Energiedichte sehr vieler Produkte liegt mindestens im gelben, meistens im roten Bereich. Ganz entscheidend für die Kalorienzufuhr ist die Verzehrgröße der einzelnen Produkte. Beispiele hierfür sind im Anhang dargestellt.

Besonders schnell steigert sich die Kalorienaufnahme bei Verzehr kompletter Menüs: Burger plus Pommes frites plus Limonade. Durch entsprechende Light-Getränke sowie den Verzehr von Salaten kann aber auch in Fast-Food Restaurants einiges optimiert werden.

Unter Fast-Food Restaurants versteht man üblicherweise die aus Amerika stammenden Restaurant-Ketten. Andererseits muss man realisieren, dass sich die bei uns ansässigen, heimischen Metzgerei-Läden zu „Fast-Food Restaurants" entwickelt haben. Ein gern verzehrtes, aber zugleich auch problematisches Lebensmittel, das in diesen Läden angeboten wird, stellt die Leberkässemmel dar. Dies illustriert Abb. 56.

VORGEFERTIGTE SPEISEN

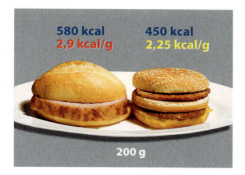

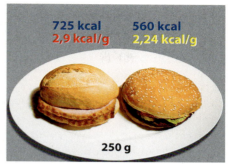

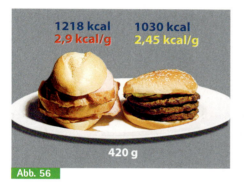

Ein Vergleich der Leberkässemmel mit identischen Portionsgrößen verschiedener Burger zeigt deutlich die noch höhere Kalorienaufnahme.

Das Beispiel der verschiedenen Burger zeigt auch sehr deutlich, dass bei einer noch im gelben Bereich liegenden Energiedichte zwischen 2,0 und 2,5 kcal/g die Portionsgröße der entscheidende Faktor für eine übermäßig hohe Kalorienaufnahme ist.

ENERGIEDICHTE–TABELLEN

Anhang 1
Energiedichte-Tabellen

Inhaltsverzeichnis

Lebensmittel	Seite
Brot	91
Kuchen	91
Kleingebäck	92
Kekse	92
Weihnachtsgebäck	92
Müsli	93
Milchprodukte	94
Brotaufstriche	95
Streichfette	95
Wurstwaren/Schinken	96
Würstchen	97
Fischwaren	98
Quark, Käse	99
Schnittkäse	100
Obst	100
Knabbereien und Naschereien	101
Süßwaren	102
Fleisch	103
Fisch	105
Beilagen	106
Gemüse	107
Mayonnaise/Remoulade/Salatsoßen/Ketchup/Fette/Eier	108
Eis	109
Desserts	109
Mehlspeisen	110
Suppen	111
Soßen	111
Fertiggerichte	111
Tiefkühlprodukte	112
Feinkostsalate/Salate	113
Essen außer Haus	114
Fast food	114
Getränke	114

89

ENERGIEDICHTE–TABELLEN

Energiedichte–Tabellen

Die Energiedichte (ED) ist definiert als die Kalorienmenge pro Gramm Lebensmittel. Je geringer die Energiedichte eines Lebensmittels ist, desto niedriger ist die Kalorienaufnahme bei gleichem Sättigungseffekt. In den folgenden Tabellen sind die verschiedenen Lebensmittel in Lebensmittelgruppen zusammengefasst und innerhalb jeder Lebensmittelgruppe nach ihrer Energiedichte geordnet.

Grün: Lebensmittel mit einer Energiedichte von 1,5 kcal/g oder weniger

Gelb: Lebensmittel mit einer Energiedichte zwischen 1,5 und 2,5 kcal/g

Rot: Lebensmittel mit einer Energiedichte von 2,5 kcal/g oder mehr, sowie alle kalorienhaltigen Getränke, unabhängig von ihrer Energiedichte

Alle **grün** gekennzeichneten Lebensmittel sind geeignet, um auch in größerer Menge verzehrt zu werden, damit eine ausreichende Sättigung gewährleistet ist.

Der **gelbe** Bereich enthält Lebensmittel, die auch noch geeignet sein können, um sich satt zu essen, vorausgesetzt, dass die für die Sättigung benötigte Essensmenge insgesamt nicht zu groß ist. Gegebenenfalls lässt sich ein **gelb** gekennzeichnetes Lebensmittel leicht mit dem grün gekennzeichneten kombinieren, um in einen günstigen Energiedichtebereich bei einer Mahlzeit hineinzukommen.

Die **rot** gekennzeichneten Lebensmittel haben alle einen hohen Energiegehalt und können immer nur in kleinen Mengen verzehrt werden. Diese Lebensmittel müssen immer, wenn man sich satt essen möchte, durch die entsprechenden Mengen der in Grün gekennzeichneten Lebensmittel ergänzt werden. Ansonsten ist eine zu hohe Kalorienaufnahme nicht zu vermeiden.

Grundsätzlich ist der Verzehr aller in diesen Tabellen aufgeführten Lebensmittel auch im Rahmen einer Gewichtsreduktion möglich. Es muss lediglich auf die Verzehrmenge in Abhängigkeit von der Energiedichte des einzelnen Lebensmittels besonders geachtet werden und die richtige Kombination ausgesucht werden.

Viele Lebensmittel sind aufgrund der großen Zahl unterschiedlicher Produkte zusammengefasst worden (Pudding findet man in den Kühlregalen im Bereich von 0,5–1,6 kcal/g). In ähnlicher Weise sind auch andere Lebensmittel zusammenfassend dargestellt, da es unmöglich ist, die einzelnen Produkte getrennt aufzuführen. Bei diesen Produkten soll intensiv die Angabe auf der Verpackung gelesen werden, um das günstigste Produkt zu kaufen.

ENERGIEDICHTE-TABELLEN

NAHRUNGSMITTEL ENERGIEDICHTE (kcal/g)

BROT / BRÖTCHEN

Roggenschrot- und Roggenvollkornbrot	2,0
Weizenschrot- und Weizenvollkornbrot	2,0
Roggenmischbrot	2,1
Mehrkornbrot	2,2
Vollkornbrötchen	2,2
Weizenmischbrot	2,2
Laugenbrezel, -brötchen	2,3
Weißbrot	2,5
Fladenbrot	2,6
Toastbrot	2,6
Weizenbrötchen (Semmel)	2,7
Knäckebrot	3,2
Croissant	4,3

KUCHEN

Obstkuchen aus Hefeteig	1,8
Quark-Obst-Torte	2,0
Apfelstrudel	2,0
Quarkstrudel	2,2
Obstkuchen aus Mürbteig	2,3
Hefezopf	2,5
Bisquitrolle	2,7
Käsekuchen	2,8
Bienenstich	3,0
Buttercremetorte aus Bisquitmasse	3,2
Gewürzkuchen	3,4
Sachertorte	3,4
Nusstorte	3,5
Frankfurter Kranz	3,6
Rührkuchen	3,6
Sahnetorte	3,7
Butterkuchen aus Hefeteig	3,8
Linzer Torte	4,2

ENERGIEDICHTE–TABELLEN

NAHRUNGSMITTEL ENERGIEDICHTE (kcal/g)

KLEINGEBÄCK

Windbeutel mit Sahne	2,6
Apfeltasche	2,8
Rosinenschnecke	2,8
Waffeln, frisch zubereitet	2,9
Donuts	3,2
Krapfen	3,2
Blätterteigstückchen	3,3
Milchschnitte	4,2

KEKSE

Popcorn	3,7
Zwieback	3,7
Russisch Brot	3,8
Reiswaffeln	4,0
Löffelbisquit	4,1
Butterkeks	4,2
Müslikeks	4,4
Vollkornkeks	4,4
Schoko-Zwieback	4,5
Waffelmischung	4,7
Doppelkeks mit Kakaocremefüllung	4,8
Keks, Plätzchen (allgemein)	4,9
Diät-Gebäckmischung (Schneekoppe)	5,2

WEIHNACHTSGEBÄCK

Weihnachtsstollen	3,5
Mandelmakronen	3,8
Lebkkuchen	4,0
Zimtstern	4,6
Schwarz-Weiß-Gebäck aus Mürbteig	4,7
Spekulatius	4,9
Vanillekipferl	4,9
Buttergebäck	5,0

ENERGIEDICHTE-TABELLEN

NAHRUNGSMITTEL ENERGIEDICHTE (kcal/g)

MÜSLI

Zutaten für's Müsli

a) Getreidezutaten

Weizenkleie	1,8
Roggenflocken	3,1
Haferkleieflocken	3,2
Weizenkeime	3,2
Haferflocken (Vollkorn)	3,5
Toppas	3,5
Früchtemüsli, ungezuckert (trocken)	3,6
Cornflakes	3,7
Frosties	3,7
Schokoflakes	3,7
Smacks	3,7
Schokomüsli (trocken)	4,0

b) Samen und Nüsse/Mandeln	6,0

c) Obst

Frischobst im Durchschnitt	0,5
Trockenobst im Durchschnitt	2,7

d) Milch/Joghurt/Dickmilch/Sahne

... entrahmt	0,3
... 1,5% Fett	0,5
... 3,5% Fett	0,6
Sahne	3,1

Milch als Bestandteil von Müsli kann als „grünes Lebensmittel" verwendet werden.
Milch als Getränk (siehe S. 115) sollte als „rotes Nahrungsmittel" berücksichtigt werden, da es zur Sättigung nicht beiträgt.

ENERGIEDICHTE-TABELLEN

NAHRUNGSMITTEL ENERGIEDICHTE (kcal/g)

MILCHPRODUKTE

Dickmilch / Kefir / Joghurt, entrahmt	0,3
Dickmilch / Kefir / Joghurt, 1,5 % Fett	0,5
Dickmilch / Kefir / Joghurt, 3,5 % Fett	0,6
Joghurt mit Früchten, gezuckert, 1,5 % Fett	0,8
Joghurt mit Früchten, entrahmt (Optiwell)	0,5
Joghurt mit Früchten, gezuckert, 3,5 % Fett	0,9
Fruchtzwerge	1,2
Actimel, natur	0,8
Actimel, Multifrucht	0,9
saure Sahne	1,2
Rama Cremefine, zum Schlagen	2,0
Rama Cremefine, zum Verfeinern	2,1
Schmand, 24 % Fett	2,4
Schlagsahne	3,1
Crème fraiche	3,8
Crème double	4,0
Exquisa Quarkzubereitung, natur, 0,2 % F.i.Tr.	0,5
Speisequark, mager	0,7
Exquisa Fruchtquark, Heidelbeere, 0,2 % F.i.Tr.	0,9
Speisequark, 20 % F.i.Tr.	1,1
Fruchtquark, 20 % F.i.Tr.	1,2
Obstgarten	1,2
Kräuterquark	1,4
Speisequark, 40 % F.i.Tr.	1,6
Pudding ohne Sahne	0,5–1,0

ENERGIEDICHTE-TABELLEN

NAHRUNGSMITTEL ENERGIEDICHTE (kcal/g)

BROTAUFSTRICHE, SÜSS

Zentis Diät Konfitüre extra, Sauerkirsche	1,2
Konfitüre, selbst hergestellt mit Gelierzucker 3 : 1	1,3
Pflaumenmus	2,0
Konfitüre	2,7
Honig	3,3
Nussnougatcreme	5,2
Erdnusscreme	6,5

BROTAUFSTRICHE, PIKANT

Sardellenpaste	2,0
Le Parfait – pflanzlicher Brotaufstrich	2,4–2,8
Gänseleberpastete	2,8
Tofupastete mit Paprika	3,4

STREICHFETTE

Frischkäse (0,2 % Fett)	0,6
Brunch Légère (15 % Fett)	1,7
Brunch (22 % Fett)	2,3
Landrahm	2,6
Halbfettbutter / Halbfettmargarine	3,7
Pflanzencreme	3,7
Joghurt–Butter	6,0
Margarine	8,0
Diätmargarine	8,0
Butter	8,0
Griebenschmalz	8,9

ENERGIEDICHTE-TABELLEN

NAHRUNGSMITTEL ENERGIEDICHTE (kcal/g)

WURSTWAREN / SCHINKEN

Leberkäse (Edeka vielLeicht)	0,9
Bierschinken (Edeka vielLeicht)	0,9
Paprikalyoner (Edeka vielLeicht)	0,9
Schinkenfleischwurst (Edeka vielLeicht)	0,9
Streichleberwurst, fein (Edeka vielLeicht)	0,9
Streichleberwurst, grob (Edeka vielLeicht)	1,0
Kalbfleisch / Geflügelfleisch in Aspik	1,1
Lachsschinken	1,2
Edelsalami (Edeka vielLeicht)	1,3
Schinken, gekocht (mager)	1,3
Truthahnschinken	1,3
Corned beef	1,4
kalter Braten (mager)	1,4
Schinken, geräuchert (Schinkenspeck)	1,5
Puten-Gelbwurst (Höhenrainer)	1,6
Puten-Gutswurst (Höhenrainer)	1,6
Bierschinken	1,7
Thüringer Rotwurst	1,7
Puten-Schinkenwurst (Höhenrainer)	1,8
Brühwurstaufschnitt (Du-darfst)	1,9
Puten-Leberkäse, fein (Höhenrainer)	1,9
Jagdwurst	2,1
Bündner Fleisch	2,4
Kalbsleberwurst (Du-darfst)	2,6
Gelbwurst	2,8
Kalbskäse	2,8
Fleischwurst / Lyoner	3,0
Leberkäse	3,0
Krakauer	3,0
Leberwurst, Hausmacher Art	3,0
Leberpastete	3,1
Kalbsleberwurst	3,2
Mortadella	3,5
Teewurst	3,7
Salami	3,7
Cervelatwurst	3,9

ENERGIEDICHTE-TABELLEN

NAHRUNGSMITTEL ENERGIEDICHTE (kcal/g)

WURSTWAREN/SCHINKEN

Landjäger	4,6
Durchwachsener Speck	6,1

WÜRSTCHEN

Bayerischer Wurstsalat (Edeka vielLeicht)	0,9
Münchner Weißwurst (Edeka vielLeicht)	0,9
Schweinsbratwürste (Edeka vielLeicht)	0,9
Leberkäse (Edeka vielLeicht)	0,9
Wiener Würstchen (Edeka vielLeicht)	0,9
Rostbratwürste (Edeka vielLeicht)	1,0
Pfefferbeißer (Edeka vielLeicht)	1,8
Wiener (Du-darfst)	1,9
Puten-Debreciner (Höhenrainer)	2,1
Puten-Käsekrainer (Höhenrainer)	2,1
Puten-Bockwurst (Höhenrainer)	2,3
Puten-Regensburger (Höhenrainer)	2,3
Puten-Wiener (Höhenrainer)	2,3
Curry-Bratwurst	2,7
Frankfurter Würstchen	2,7
Regensburger	2,7
Fleischwurst/Stadtwurst	2,8
Münchner Weißwurst	2,8
Wiener Würstchen	2,8
Bockwurst	3,0
Leberkäse	3,0
Bauernbratwurst	3,1
Bratwurst	3,1

ENERGIEDICHTE–TABELLEN

NAHRUNGSMITTEL ENERGIEDICHTE (kcal/g)

FISCHWAREN

Seelachs, geräuchert	1,0
Sardellen	1,0
Thunfisch ohne Öl	1,1
Forelle, geräuchert	1,2
Kaviar, Ersatz	1,2
Rotbarsch, geräuchert	1,5
Thunfisch in Öl	1,9
Brathering	2,0
Heringsfilet in Tomatensoße	2,0
Bismarckhering	2,1
Bückling	2,2
Makrele, geräuchert	2,2
Ölsardinen	2,2
Salzhering	2,2
Kaviar, echt	2,4
Lachs in Öl	2,7
Matjeshering	2,7
Lachs, geräuchert	2,9
Schillerlocken	3,0
Aal, geräuchert	3,3

ENERGIEDICHTE-TABELLEN

NAHRUNGSMITTEL ENERGIEDICHTE (kcal/g)

QUARK / KÄSE

Quark

Exquisa Quarkzubereitung, natur, 0,2%	0,5
Speisequark, mager	0,7
Speisequark, 20% F. i. Tr.	1,1
Kräuterquark	1,4
Speisequark, 40% F. i. Tr.	1,6

Sauermilchkäse

Hand-, Harzer-, Korbkäse, 0,5% F. i. Tr.	1,1

Frischkäse

Frischkäse, 0,2% Fett	0,6
Hüttenkäse	0,8
Frischkäse, 5% Fett	1,1
Du-darfst Frischkäse mit Buttermilch, 8% Fett	1,3
Mozzarella, light	1,6
Frischkäse, 16% Fett	2,0
Feta light	2,0
Mozzarella	2,5
Feta, 45% F. i. Tr.	2,7
Frischkäse, Doppelrahmstufe (mind. 60% F. i. Tr.)	2,9
Mascarpone	4,6

Schmelzkäse

Du-darfst Schmelzkäse	1,8
Schmelzkäse, 20% F. i. Tr.	1,9
Scheibletten, leicht (12% Fett)	2,0
Scheibletten, 45% F. i. Tr.	3,1

Weichkäse

Limburger 9% Fett absolut	1,9
Camembert, 12% Fett absolut	2,0
Du-darfst Camembert	2,0
Camembert, 30% F. i. Tr.	2,2
Romadur, 30% F. i. Tr.	2,3
Romadur, 50% F. i. Tr.	2,7
Camembert, 45% F. i. Tr.	2,9
Gorgonzola	3,6

ENERGIEDICHTE-TABELLEN

NAHRUNGSMITTEL ENERGIEDICHTE (kcal/g)

Weichkäse

Camembert, 60% F.i.Tr.	3,8
Blauschimmelkäse, 70% F.i.Tr.	4,1

Schnittkäse/Hartkäse

Schnittkäse 5%	1,9
Schnittkäse 10%	2,1
Butterkäse, 30% F.i.Tr.	2,4
Gouda/Edamer, 30% F.i.Tr.	2,5
Du-darfst Gouda/Edamer (16% Fett)	2,6
Gouda/Edamer/Leerdamer/Raclette/Tilsiter 45% F.i.Tr.	3,5
Butterkäse, 60% F.i.Tr.	3,8
Parmesan	3,8
Appenzeller, 50% F.i.Tr.	3,9
Bergkäse, 45% F.i.Tr.	3,9
Emmentaler/Greyerzer, 45% F.i.Tr.	4,0

FRISCHOBST

Papaya	0,1
Erdbeeren, Himbeeren, Johannisbeeren (rot)	0,3
Aprikose, Brombeeren, Heidelbeeren, Johannisbeeren (schwarz), Orange, Pfirsich, Stachelbeeren, Wassermelone, Zitrone	0,4
Apfel, Grapefruit, Honigmelone, Kirschen (sauer), Kiwi, Mandarine, Nektarine, Pflaume	0,5
Ananas, Birne, Feige, Kirschen (süß), Mango, Reneclaude	0,6
Kaki, Weintrauben	0,7
Kulturheidelbeeren	0,8
Banane	0,9
Oliven, grün	1,3
Avocado	2,2
Oliven, schwarz	3,5

OBSTWAREN

Apfelmus	0,8
Aprikose, getrocknet	2,4
Feige, getrocknet	2,5
Apfel, getrocknet	2,6
Dattel, getrocknet	2,8
Rosinen	2,9
Banane, getrocknet	3,3

ENERGIEDICHTE-TABELLEN

NAHRUNGSMITTEL ENERGIEDICHTE (kcal/g)

KNABBEREIEN UND NASCHEREIEN

Nüsse und Samen

Maronen	2,0
Kokosnuss	3,6
Leinsamen, ungeschält	3,9
Studentenfutter	4,7
Mohnsamen	4,9
Kürbiskerne	5,6
Cashewnuss	5,7
Sesamsamen	5,7
Mandel, süß	5,8
Erdnuss, geröstet	5,9
Sonnenblumenkerne, geschält	6,0
Kokosraspel	6,1
Pistazienkerne	6,2
Erdnussmus	6,3
Haselnuss	6,5
Paranuss	6,7
Pinienkerne	6,7
Walnuss	6,7
Macadamianuss	6,9
Pekannuss	7,0

Salziges zum Knabbern

Reiskräcker „cheese and onion" (Uncle Ben's)	3,2
Salzstangen, -brezeln	3,5
Kräcker	3,8
Reiskräcker	3,8
Grissini	4,0
Tortilla-Chips	4,6
Kartoffelchips mit reduziertem Fettgehalt	4,6
Käsegebäck	5,0
Kartoffelchips	5,3
Erdnussflips	5,3
Erdnüsse, ohne Fett geröstet	5,7
Erdnüsse, geröstet und gesalzen	6,0

ENERGIEDICHTE-TABELLEN

NAHRUNGSMITTEL ENERGIEDICHTE (kcal/g)

SÜSSWAREN

Kandierte Früchte	2,5
Dickmann's zuckerfrei	2,7
Marshmallow, Zuckerwatte	3,3
Gummibärchen	3,4
Schaumzuckerwaren	3,5
Wellness-Riegel / Fitness-Riegel	3,5
Schokokuss	3,6
Popcorn	3,7
Lakritze	3,8
Pralinen gefüllt mit Alkohol	3,9
Bonbons (Hartkaramellen, Milchkaramellen)	3,9
Zucker	4,0
Reiswaffeln	4,0
Praline	4,1
After Eight	4,2
Milchschnitte	4,2
Fruchtriegel / Müsliriegel	3,2–4,2
Fruchtcremeschokolade	4,3
Diabetikerschokolade	4,5
Mars	4,5–5,6
Milky Way	4,5
Bitterschokolade	4,8
Marzipan	4,9
Lion Riegel, Nestle	4,9
Nougat	5,0
Nuts Riegel, Nestle	5,0
Balisto	5,1
Choco Crossies, Nestle	5,3
Hanuta	5,3
Edelbitterschokolade, Kakaoanteil 70%, 85%, 99% (Lindt)	5,3
weiße Schokolade	5,4
Vollmilchschokolade	5,4
Kinder Country, Ferrero	5,5
Duplo	5,5
Vollmilchschokolade mit Haselnüssen	5,6

ENERGIEDICHTE–TABELLEN

NAHRUNGSMITTEL ENERGIEDICHTE (kcal/g)

FLEISCH

Rindfleisch/Innereien

Rindfleisch, mager	1,0
Tatar	1,1
Filet	1,2
Herz/Leber/Niere	1,2
Gulasch	1,3
Roastbeef	1,3
Keule/Kamm	1,5
Steak	1,5
Zunge	2,1
Rinderhackfleisch	2,2
Brust (Spannrippe)	2,6

Kalbfleisch/Innereien

Filet	1,0
Haxe	1,0
Kalbfleisch, mager	1,0
Keule/Kamm	1,0
Schnitzel	1,0
Kotelett	1,1
Steak	1,1
Herz/Zunge	1,3
Leber/Niere	1,3
Kalbhackfleisch	1,5

Schweinefleisch/Innereien

Filet	1,0
Herz/Niere	1,0
Schweinefleisch, mager	1,1
Schnitzel	1,1
Leber	1,2
Kotelett	1,5
Eisbein	1,9
Nacken	1,9
Zunge	2,0
Schulter	2,2
Schweineschnitzel, paniert (gegart)	3,2

ENERGIEDICHTE–TABELLEN

NAHRUNGSMITTEL ENERGIEDICHTE (kcal/g)

Schweinefleisch/Innereien

durchwachsener Bauch	6,1

Hackfleisch aus magerem Fleisch (z. B. Schnitzelfleisch)	1,1
Hackfleisch, gemischt	2,6

Lamm/Hammel

Filet	1,1
Lammfleisch, mager	1,2
Keule	2,3
Kotelett	2,5
Brust	3,8

Geflügel

Hähnchenbrustfilet	1,0
Putenschnitzel	1,0
Putenkeule	1,2
Gänseleber	1,3
Hühnerleber/Hühnerherz	1,2/1,4
Hähnchenkeule	1,7
Ente	2,3
Suppenhuhn	2,6
Gans	3,4

ENERGIEDICHTE–TABELLEN

NAHRUNGSMITTEL ENERGIEDICHTE (kcal/g)

FISCH / MEERESFRÜCHTE

Austern	0,7
Hummer	0,8
Barsch	0,8
Kabeljau	0,8
Schellfisch	0,8
Seelachs	0,8
Hecht	0,8
Zander	0,8
Scholle	0,9
Krabben	0,9
Heilbutt	1,0
Felchen	1,0
Forelle	1,0
Rotbarsch	1,1
Sardine	1,2
Karpfen	1,2
Makrele	1,8
Lachs	2,0
Hering	2,3
Thunfisch	2,3
Aal	2,8
panierter Fisch (gegart)	3,2

ENERGIEDICHTE-TABELLEN

NAHRUNGSMITTEL ENERGIEDICHTE (kcal/g)

BEILAGEN

Kartoffeln	0,7
Kartoffelpüree	0,8
Kartoffelsalat mit Essig und Öl	1,0
Klöße aus gekochten Kartoffeln	1,0
Klöße aus rohen Kartoffeln	1,1
Kartoffelkloßteig	1,1
Kartoffelpuffer (Backofen)	1,2
Röstkartoffeln	1,3
Schweizer Rösti	1,3
Pommes frites (Backofen)	1,4
Gnocchi	1,7
Schupfnudeln	1,7
Kroketten (TK)	1,9
Kartoffelsalat mit Mayonnaise	2,1
Pommes frites (Friteuse)	2,9
Reis, poliert, gekocht	1,1
Vollkornreis, gekocht	1,1
Nudeln, gekocht	1,4
Vollkornnudeln, gekocht	1,4
Spätzle	1,8
Semmelknödel	1,6
Hefeklöße	2,3

ENERGIEDICHTE–TABELLEN

NAHRUNGSMITTEL ENERGIEDICHTE (kcal/g)

GEMÜSE

Chinakohl, Eisbergsalat, Endiviensalat, Feldsalat, Gurke, Kopfsalat, Mangold, Radieschen/Rettich, Rhabarber	0,1
Artischocke, Aubergine, Bambussprossen, Bleichsellerie, Blumenkohl, Brunnenkresse, Chicorée, Fenchel, Frühlingszwiebeln, Knollensellerie, Kohlrabi, Paprikaschote, Pilze, Rotkohl, Rucola, Schwarzwurzel, Spargel, Spinat, Tomate, Weißkohl, Zucchini	0,2
Bohnen, Broccoli, Gartenkresse, Kürbis, Möhren, Porree, Wirsing, Zwiebel	0,3
Grünkohl, Rosenkohl, Rote Bete	0,4
Erbsen	0,7
Zuckermais	0,9

HÜLSENFRÜCHTE

Sojasprossen	0,5
Sojakäse (Tofu)	0,9
Erbsen (Nassgewicht)	0,9
Bohnen, weiß (Nassgewicht)	1,0
Kidneybohnen (Nassgewicht)	1,0
Sojabohnen (Nassgewicht)	1,1
Linsen (Nassgewicht)	1,1
Sojawurst i. Durchschnitt	3,1

GEMÜSEZUBEREITUNGEN/TK-GEMÜSE

Junger Spinat	0,2
Rahmspinat	0,6
Rahmporree	0,6
Erbsen und Karotten	0,6
Balkangemüse	0,9
Pfannnengemüse „französisch"	0,9
Gemüseburger	1,0
Rahmkohlrabi	1,0
Leipziger Allerlei	1,2

weitere Produkte, siehe Kennzeichnung

ENERGIEDICHTE-TABELLEN

NAHRUNGSMITTEL ENERGIEDICHTE (kcal/g)

MAYONNAISE/REMOULADE/SALATSOSSEN/COCKTAILSOSSEN/KETCHUP/ FETTE/EIER

Zaziki (Fertigprodukt)	1,2

Mayonnaise, 50% Fett (Salatmayonnaise)	3,9
Remoulade, 65% Fett	6,4
Remouladensoße	6,4
Mayonnaise, 82% Fett	7,4

Salatsoßen, cremig	0,5–3,0
Salatsoßen, klar	0,3–4,5

Ketchup	1,0
Knoblauchsoße, rot	1,0
Barbecue-Soße	1,1
Schaschliksoße	1,1
Brown-Soße	1,4

Grill- und Steaksenf	1,7
Knoblauchsoße, weiß	1,8
Currysoße	2,0
Cocktail-Soße	2,0

Öle	9,0
Butterschmalz, Schweineschmalz	9,0

Hühnerei	1,5
Hühnereiklar	0,5
Dotter	3,5

ENERGIEDICHTE-TABELLEN

NAHRUNGSMITTEL ENERGIEDICHTE (kcal/g)

EIS

Fruchteis/Sorbet	0,8–1,2
Softeis	1,2
Eis (Familienpackung)	1,6–2,6
Eisbecher mit Sahne und Früchten	2,0
Eiskaffee	2,3
Diät-Eis	s. Kennzeichnung

weitere Produkte, siehe Kennzeichnung

FERTIGDESSERTS

Diät-Creme/Diät-Pudding	1,0
Optiwell-Pudding (energie-, zuckerreduziert) Vanille	0,5
Optiwell-Pudding (energie-, zuckerreduziert) Schokolade	0,6
Wackelpudding	0,6
Obstsalat	0,7–1,0
Rote Grütze	1,0
Milchreis, 0,1 % Fett	0,9
Milchreis	1,1/1,2
Grießflammerie	1,0
Sojapudding/Schokolade/Vanille	0,9
Pudding Schokolade/Vanille	1,0
Sahnepudding Vollmilchschokolade/Vanille	1,5/1,6
Mousse (Schoko/Vanille/Wein)	1,8/1,9
Tiramisu	2,4

ENERGIEDICHTE-TABELLEN

NAHRUNGSMITTEL ENERGIEDICHTE (kcal/g)

DESSERTSOSSEN

Vanillesoße	1,0
Schokosoße	1,5
Fruchtsoße	2,0

DESSERTS, SELBST HERGESTELLT

Obstsalat		0,7–1,0
Kompott aus frischem Obst		1,0
Kochpudding	Vanille und Vollmilch	1,0
Kochpudding	Schoko und Vollmilch	1,2
Grießflammerie		1,0
Weincreme		2,3
Tiramisu		2,6
Mousse		3,3

MEHLSPEISEN

Quarkauflauf	1,7
Zwetschgenknödel	2,0
Salzburger Nockerln	2,1
Pfannkuchen	2,2
Kaiserschmarrn	2,4
Germknödel	2,7
Waffeln (Rührteig)	2,9
Omelett	3,0
Dampfnudeln	3,4

ENERGIEDICHTE–TABELLEN

NAHRUNGSMITTEL ENERGIEDICHTE (kcal/g)

SUPPEN (PÄCKCHEN/KONSERVE)

Fleischbrühe/Gemüsebrühe, klar	1,0
Cremesuppen/klare Suppen	0,3–0,8

SOSSEN

braune/helle Soßen (Päckchen)	0,4–1,1
Tomatensoße (Päckchen/Glas)	0,6–1,3

Holländische Soße, fettarm (Päckchen)	0,4
Holländische Soße (Päckchen)	4,4

Holländische Soße, selbsthergestellt	5,7

PESTO

Pesto, rot	3,6–3,9
Pesto, grün	5,4–5,8

FERTIGGERICHTE

Nudelgerichte, trocken (ED = verzehrfertig)	0,9–1,2

Eintöpfe (Konserve)	0,2–0,9
Du-darfst Fertig-Menüs	0,6–0,9
Fertig-Menüs	0,7–1,3

ENERGIEDICHTE-TABELLEN

NAHRUNGSMITTEL ENERGIEDICHTE (kcal/g)

TIEFKÜHLPRODUKTE

Bami Goreng	1,2
Nasi Goreng	1,4
Paella (Frosta)	1,3
TK-Pizza	2,1–2,9
TK-Pizza, energiereduziert	1,6–1,9
TK-Baguette mit Zusätzen	2,2–3,5
Flammkuchen	2,2–2,6
Nudelgerichte mit Soße	1,4–1,6
Lasagne (Erasco)	1,5
Cannelloni	1,8

Fischgerichte

Schlemmerfilets	0,9–2,2
Seemannsschmaus	1,9
Fischstäbchen	2,0
Wildlachspfanne	2,2
Lachsfilet in Blätterteig	2,5
Hähnchenstäbchen	1,4
Frühlingsrolle	1,6
Gemüsestäbchen	1,9
Onionrings	2,4

weitere Produkte, siehe Kennzeichnung

ENERGIEDICHTE–TABELLEN

NAHRUNGSMITTEL ENERGIEDICHTE (kcal/g)

FEINKOSTSALATE

Griechischer Salat	0,7
Nizzasalat mit Mayonnaise	0,9
Kartoffelsalat	1,0
Reissalat mit Thunfisch und Tomate	1,0
Thunfischsalat	1,4
Kartoffelsalat mit Mayonnaise	2,1
Nudelsalat	2,4
Eiersalat mit Schinken	2,5
Heringssalat	2,5
Feinkostsalat mit Walnüssen und Sahne	2,6
Geflügelsalat Hawaii	2,6
Wurst–Käsesalat	2,8
Fleischsalat	3,1

SALATE

Eisbergsalat	0,1
Feldsalat	0,1
Rohkostsalat mit Sahnedressing	0,2
Gurkensalat mit Joghurtdressing	0,4
Gemüsesalat mit Joghurtdressing	0,4
Kartoffelsalat mit Essig und Öl	1,0
Möhrensalat mit Zitronenmarinade	1,1

ENERGIEDICHTE-TABELLEN

NAHRUNGSMITTEL ENERGIEDICHTE (kcal/g)

ESSEN AUSSER HAUS

Minestrone	0,8
Ravioli mit Soße	0,8
Spaghetti bolognese	1,4
Maultaschen	1,6
Sushi	1,6
Schaschlik	1,7
Rinderroulade	1,8
Frikadelle	1,9
Spaghetti alla carbonara	2,1
Pfannkuchen	2,2
Kaiserschmarrn	2,4
Käsespätzle	2,6
Toast Hawaii	2,6
Back-Camembert	2,6
Waffeln (Rührteig)	2,9
paniertes Schnitzel	3,2

FASTFOOD

Döner Kebap, in Fladenbrot	2,1
Mc Rib	2,3
Heringsbrötchen	2,3
Big Mäc, Whopper	2,3
Fischmäc	2,4
Hamburger	2,4
Cheeseburger	2,6
Lachsbrötchen	2,8
Leberkäsbrötchen (belegt mit 150 g Leberkäse)	2,9
Donut	3,2

GETRÄNKE (Farbkodierung siehe S. 90)

alkoholfreie Getränke

Cola light	0
Tee	0
Kaffee/Malzkaffee	0
Mineralwasser	0

ENERGIEDICHTE-TABELLEN

NAHRUNGSMITTEL ENERGIEDICHTE (kcal/g)

Limonade, light	0
Liptonice Eistee, light	0
Tee, schwarz mit Milch und Zucker	0,1
Tee, schwarz mit Zucker	0,1
natreen Fruchtsaftgetränk Orange	0,2
Müller Saft + Molke (ohne Kristallzucker) Blutorange	0,3
Gemüsesaft	0,3
Buttermilch	0,4
Limonade	0,4
Liptonice Eistee	0,4
Kuhmilch, 1,5% Fett	0,5
Fruchtsaft	0,5
Cola	0,6
Kuhmilch, 3,5% Fett	0,6
Obst Fruchtnektar	0,7
Milchdrinks „Müllermilch"	0,8
Nescafè frappè (Eiskaffee mit Milch)	1,0

Alkoholhaltige Getränke

Alkoholfreies Bier	0,3
Bier mit Limonade (Radler)	0,3
Bier, hell	0,4
Bier, dunkel	0,4
Pils	0,4
Weizenbier	0,4
Berliner Weiße mit Schuss	0,5
Malzbier	0,6
Rotwein, leicht	0,6
Apfelwein	0,7
Weißwein, trocken	0,7
Sekt	0,8
Rotwein, schwer	0,8
Bowle/Punsch	1,1
Weißwein, lieblich	1,0
Glühwein	1,1
Branntwein	1,9
Likör	2,4
Weinbrand	2,4
Whisky	2,5

ERNÄHRUNGSPROTOKOLL

Anhang 2
Das Ernährungsprotokoll

Das Ernährungsprotokoll

Das Ernährungsprotokoll soll Ihnen zwei wichtige Informationen liefern.

1. Sie können feststellen, welche Essensmengen Sie benötigen, um satt zu werden.

2. Sie gewinnen einen Überblick über die verschiedenen von Ihnen bevorzugt verzehrten Lebensmittel. Je genauer diese Aufstellung über 2–3 Wochen durchgeführt wird, desto besser finden Sie Ihre persönlichen Essgewohnheiten darin
   wieder. Das erleichtert für Sie die anschließende Veränderung der Ernährungsweise. Die am Anfang ermittelte Essensmenge muss, um weiterhin eine optimale
   Sättigung zu erreichen, weitestgehend aufrechterhalten werden. Je detaillierter
   Sie das Protokoll führen, desto individueller können Sie die Ernährungsumstellung gestalten. Sie können sich überlegen, welche von den bisherigen Lebensmitteln ohne entscheidenden Verlust von Lebensqualität leicht zu verändern
   sind, zugunsten einer niedrigeren Energiedichte.

Protokollieren Sie am besten gleich, nachdem Sie gegessen und getrunken haben,
damit die Aufzeichnungen möglichst lückenlos sind.

Beachten Sie beim Ausfüllen des Protokolls bitte folgende Punkte.:

1. Tragen Sie die genaue Bezeichnung für Lebensmittel/Getränke ein, z.B.
   - Weizenvollkornbrot statt Brot
   - Fruchtjoghurt, 1,5% Fett statt Joghurt
   - Orangennektar statt Saft
   - Salami statt Wurst
   - Emmentaler, 45% F.i.Tr., statt Käse

2. Geben Sie die Art der Zubereitung an, z.B.
   - gekocht, gegrillt, paniert, …
   - mit 1 Tl Öl gebraten
   - mit Soße/ohne Soße
   - bei Eintöpfen: die Hauptzutaten auflisten
   - bei Fertiggerichten: den Handelsnamen bzw. den Kalorien/Fettgehalt
     angeben

3. Machen Sie Mengenangaben
Halten Sie akut nach der Mahlzeit zunächst die verzehrten Lebensmittel in übli-
chen Küchenmaßen fest wie Tl, El, Scheibe, Tasse, Stück, usw. Die aufgeführten
Abbildungen erleichtern Ihnen das Einschätzen der jeweiligen Menge in Gramm.
Vorteilhafter ist es aber, die jeweiligen Lebensmittel genau abzuwiegen. Hierfür
empfiehlt sich eine Lebensmittelwaage mit digitaler Anzeige. Praktisch geht man

ERNÄHRUNGSPROTOKOLL

am besten so vor, dass man z. B. bei Brot mit Belag zunächst das Brot auf die Waage legt und das Gewicht notiert. Anschließend wird das Streichfett aufgetragen und das bestrichene Brot wieder gewogen. Die Differenz gibt einem die Menge des Streichfettes wieder. Anschließend kann man den Vorgang mit dem jeweiligen Belag wiederholen.

Auf diese Art und Weise lassen sich die einzelnen Komponenten unkompliziert abwiegen. Butter, Marmelade oder Honig separat auszuwiegen und dann erst auf das Brot zu streichen, ist wesentlich komplizierter und unbequem. Bei warmen Mahlzeiten kann man in analoger Weise verfahren. Zunächst wird der Teller auf die Waage gestellt und austariert, anschließend wird zunächst das Fleisch daraufgelegt und gewogen, dann die entsprechenden Beilagen (Kartoffeln, Reis, Nudeln, etc., Gemüse, Soße). Nach jedem Lebensmittel wird das neue Gewicht festgehalten und die Differenz notiert. Das genaue Auswiegen der Lebensmittel schult das Auge und man bekommt mit der Zeit einen zunehmend besseren Blick für die jeweiligen Lebensmittelmengen. Dies ist besonders hilfreich, wenn man nicht zu Hause, sondern in Kantinen, Restaurants etc. das Essen verzehrt.

ERNÄHRUNGSPROTOKOLL

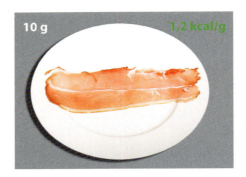
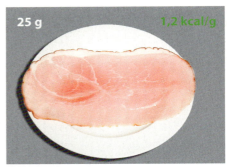
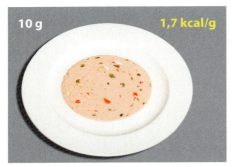
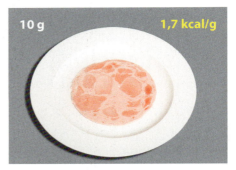
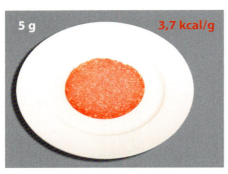
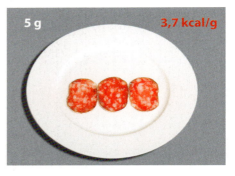
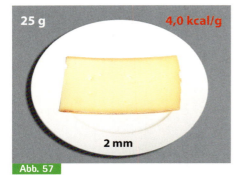

Abb. 57

ERNÄHRUNGSPROTOKOLL

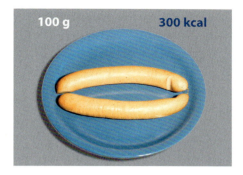

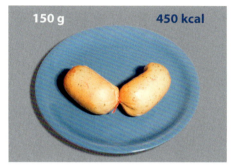

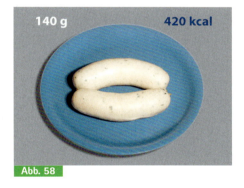

Abb. 58

ERNÄHRUNGSPROTOKOLL

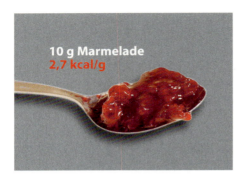
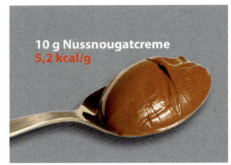
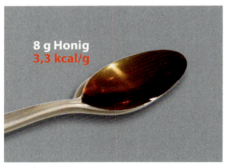
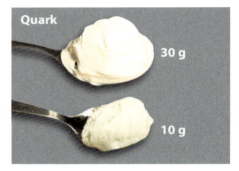
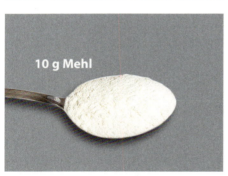
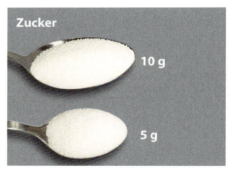
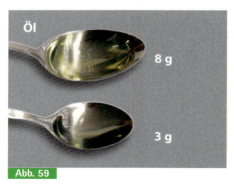
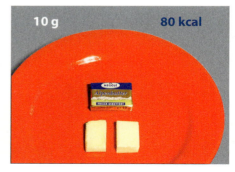

Abb. 59

ERNÄHRUNGSPROTOKOLL

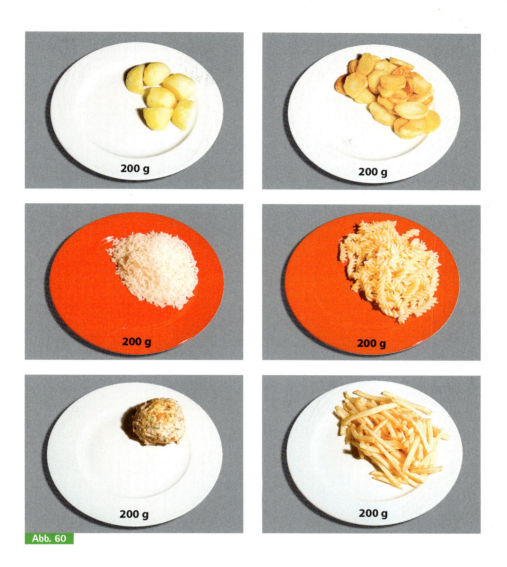

Abb. 60

ERNÄHRUNGSPROTOKOLL

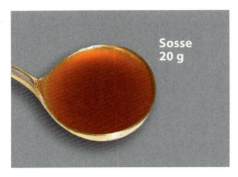
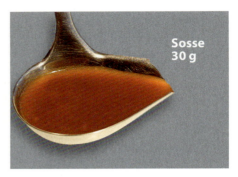
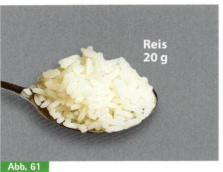
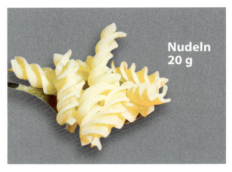

Abb. 61

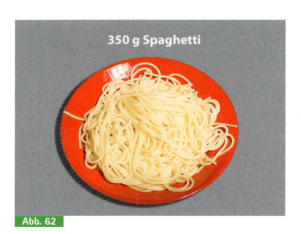

Abb. 62

ERNÄHRUNGSPROTOKOLL

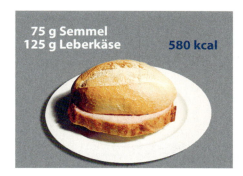

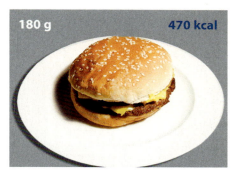

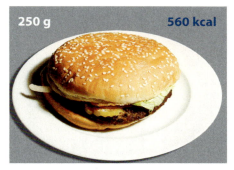

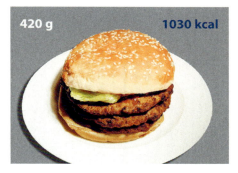

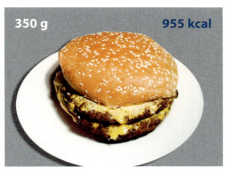

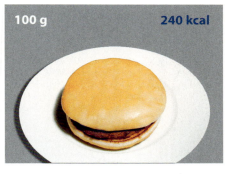

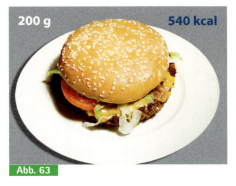

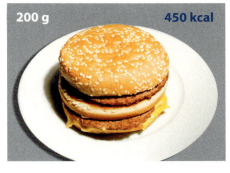

Abb. 63

ERNÄHRUNGSPROTOKOLL

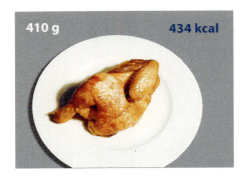

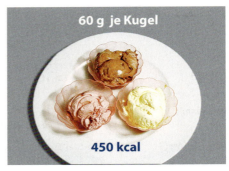

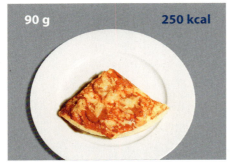

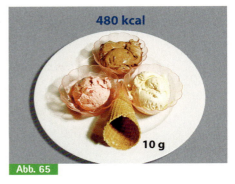
Abb. 65

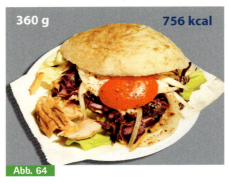
Abb. 64

126

Glossar

adipös	fettleibig, BMI > 30 kg/m²
α-MSH	α-Melanozyten-stimulierendes Hormon, Hormon der Hirnanhang-drüse, das u.a. als Sättigungsfaktor von Bedeutung ist.
Anandamid	Botenstoff, der an den Cannabinoid-Rezeptor (Haschisch-Rezeptor) bindet und aus Linolsäure gebildet wird.
beta-Endorphin	Botenstoff, der an Opiatrezeptoren bindet und u.a. die Nahrungs-aufnahme steigert.
BMI	Body-Maß-Index, Quotient von Körpergewicht in kg geteilt durch die Körpergröße in Metern zum Quadrat.

Beispiel:

Körpergewicht 90 kg; Größe 1,7 m; $(1,7 \text{ m})^2 = 2{,}89$;

$90 : 2{,}89 = 31{,}1 \text{ kg/m}^2$.

Der BMI dient zur Klassifizierung des Körpergewichts.

Normalgewicht: BMI 18,5 bis 24,9 kg/m²,

Übergewicht: 25,0 bis 29,9 kg/m²,

Adipositas Grad I: 30,0 bis 34,9 kg/m²,

Adipositas Grad II: 35,0 bis 39,9 kg/m² und

Adipositas Grad III: 40,0 kg/m² und größer

CCK	Cholecystokinin-Botenstoff, der im Gehirn u.a. für Sättigung verantwortlich ist.
Galanin	Botenstoff, der im Gehirn die Nahrungsaufnahme stimuliert.
Gastrointestinaltrakt	Magen-Darmtrakt
Ghrelin	Hormon, das aus dem Magen freigesetzt wird und Appetit und Hunger stimuliert.
GLP-1	Glukagon-like Peptid 1, Botenstoff, der im Gehirn u.a. Sättigung signalisiert.
Hormon	Botenstoff, der in einem Organ gebildet und von diesem in die Blutbahn abgegeben wird, um dann an einem anderen Organ seine Wirkung zu entfalten.
hypokalorisch	Adjektiv, das im Zusammenhang mit der Energieaufnahme gebraucht wird. Hypokalorische Ernährung bedeutet, dass die Energieaufnahme geringer ist als der Energieverbrauch. Eukalorische Ernährung heißt, Energieaufnahme und Energieverbrauch sind im Gleichgewicht und hyperkalorische Ernährung bedeutet, die Energieaufnahme ist größer als der Energieverbrauch.

GLOSSAR

Hypothalamus	Teil des Zwischenhirns
Insulin	Insulin, Hormon, das in der Bauchspeicheldrüse gebildet wird und für die Regulation des Blutzuckers zuständig ist. Außerdem stimuliert Insulin die Bildung von Fettgewebe.
KH	Kohlenhydrate
kognitiv	die Erkenntnis, die Wahrnehmung betreffend
Konsistenz	Beschaffenheit
Leptin	Hormon, das im Fettgewebe gebildet wird und Sättigung signalisiert.
Makronährstoffe	Nährstoffe in den Lebensmitteln, die Energie liefern. Übergeordneter Begriff für Kohlenhydrate, Fette und Eiweiße.
MCH	Melanin – concentrating Hormon, Botenstoff, der Appetit und Nahrungsaufnahme signalisiert.
Mikronährstoffe	Sämtliche Substanzen in Lebensmitteln, die keine Energie liefern, aber die der menschliche Körper für seine Funktionsfähigkeit benötigt (Mineralien, Vitamine, Spurenelemente)
Noradrenalin	Botenstoff, der in Nervenzellen gebildet wird und u.a. für die Blutdruckregulation aber im Gehirn auch für die Sättigung von Bedeutung ist.
NPY	Neuropeptid Y, Botenstoff, der Appetit und Nahrungsaufnahme stimuliert.
Sekretion	Freisetzung von Substanzen aus Körperzellen.
sensorisch	Die Sinne (sehen, riechen, schmecken, fühlen) betreffend.
Serotonin	Botenstoff, der im Gehirn u.a. Sättigung signalisiert.
stimulierend	steigernd
Textur	Bei Lebensmitteln definiert man als Textur diejenigen Eigenschaften, die auf den Gefügebau der Lebensmittel zurückgehen, durch Tast- und Berührungssinne empfunden und in mechanischen Fließeigenschaften ausgedrückt werden können. Die Textur ist für Geschmack und Geruch von Bedeutung. Man bemüht sich beispielsweise, den aus Sojabohnen und anderen pflanzlichen Eiweißquellen hergestellten Produkten, eine fleischähnliche Textur zu geben.
Thermogenese	Wärmebildung im Rahmen des Energiestoffwechsels.
Typ-1-Diabetes	Der Diabetes, der durch Ausfall der Insulinsekretion aus der Bauchspeicheldrüse hervorgerufen wird.
Vagus	Nervenbahn zwischen Gehirn und Magen-Darmtrakt.
Xenin	Botenstoff, der im Gehirn Sättigung signalisiert.